思想觀念的帶動者

文化現象的觀察者

本土經驗的整理者

生命故事的關懷者

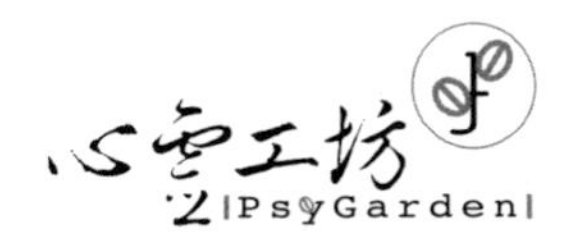

Holistic

探索身體，追求智性，呼喊靈性
攀向更高遠的意義與價值
是幸福，是恩典，更是內在心靈的基本需求
企求穿越回歸眞我的旅程

正念減壓，與癌共處

Mindfulness-based cancer recovery: a step-by-step MBSR approach to help you cope with treatment & reclaim your life

作者—琳達・卡森（Linda E. Carlson）、麥可・史貝卡（Michael Speca）

目次

用正念走出療癒之路

石世明
和信治癌中心醫院臨床心理師

正念減壓與癌症療癒

喬．卡巴金（Jon Kabat-Zinn）在一九七九年首度將正念靜觀（mindfulness meditation）的方法，運用到西方現代醫療體系，在麻州大學醫學中心開設減壓門診，透過八週（二．五小時／週）的正念減壓課程（Mindfulness-Based Stress Reduction，簡稱MBSR），協助病人處理壓力、疼痛和慢性疾病。許多研究證實MBSR課程的效用，三十多年來，不同臨床工作者將「以正念為基礎」的方法，運用到不同的臨床領域，處理各種身心議題。

一九九七年本書作者琳達．卡森到湯姆貝克癌症研究中心做臨床心理學博士實習，當時另一位作者麥可．史貝卡剛開始發展瑜伽和靜觀之癌症病人團體，初獲成效。一九九八年琳達獲得獎助做博士後研究，他們決定以癌症病人的需要為核心，採用MBSR的架構修正原課程，成為正念取向癌症療癒（Mindfulness-Based Cancer Recovery，簡稱MBCR），並開啟一系列癌症適應與正念介入的研究[1]。

早期研究發現，參加MBCR課程的病人，比控制組病人，在情緒和身心壓力症狀方面有較多改善，類似效果在半年後還存在[2,3]。在家練習時間越多，特別在憂鬱、焦慮、不安等情緒上，改善較多。對長期練習病人的質性研究顯示[4]，正念方法引導病人用新的眼光和世界互動，能引發內在成長和轉化。生理指標測量發現，正念練習能改善免疫功能[5]；參與者在課程前、後唾液中的可體松（一種壓力指標）分泌型態發生變化[6]，一年後可體松濃度持續下降[7]，顯示壓力改善。此外，參與者血管收縮壓下降幅度比控制組大[8]，顯示此課程有助心血管問題之預防。

近幾年，琳達領導的研究團隊將焦點轉向大型隨機控制研究。二七〇位乳癌治療後病人參與ＭＢＣＲ、支持表達治療（supportive expressive therapy，此方法被證實能改善癌症病人情緒）和控制組[9]，結果顯示ＭＢＣＲ組對壓力和情緒困擾的改善幅度最大。另一研究比較ＭＢＣＲ和睡眠認知行為治療（Cognitive Behavioral Therapy-Insomnia，此為睡眠非藥物治療之標準療法）[10]，結果顯示兩者皆有臨床功效，但後者對睡眠問題改善較快，結合兩者可能對癌症病人更有幫助。

開創者對生命的熱情

二〇一〇年五月，我到加拿大魁北克市參加國際心理腫瘤的年度會議，琳達獲得加拿大心理社會腫瘤學會（Canadian Association of Psychosocial Oncology）頒發的年度最佳研究獎，琳達一系列的正念與癌症身心研究深獲肯定。我剛好有機會跟她請教，她不僅年輕，也非常謙虛，隨即介紹麥可給我認識，並推崇麥可在帶領ＭＢＣＲ的卓越表現。兩人強調正念練習對他們個人有深遠的幫助，言談間，流露出將正念運用在癌症照顧，內心所生的喜悅與感恩之情。

二〇一二年三月，我到加州參加卡巴金所帶領的MBSR身心醫學專業訓練（MBSR in Mind-Body Medicine: A 7-Day Professional Training）。此時的卡巴金已超過七十歲，但依舊神采奕奕，在播放三十年前帶病人做正念練習的錄影帶時，我看到他頻頻拭淚。我很感恩能見證這動人的一幕。是正念讓一個人對生命保持深度的熱情嗎？如何讓正念落實到自己的生活，並對有需要的人產生助益？

要先改變的是「你這個人」，不是癌症

透過這個課程的學習和體驗，讓我有更具體的方向和信心，將正念運用在癌症臨床心理照顧。癌症病人要面對許多改變及不確定，往往容易失去控制感。病人如何應對？通常就是回到一個人長久以來所熟悉的習慣。

一位肺癌病人骨頭酸痛，半夜醒來無法入睡，想到「治療是無效的」，引發絕望、沮喪感受，他覺得刺痛更明顯，引發「我的人生毀了」、「我是廢物」的想法，緊接著全身都僵硬難過。多數病人會落入「想法—感受—身體反應」的負面循環。原本的不舒服只有骨頭酸痛，但負面循環卻讓病人陷入更長久的痛苦。

一位病人感受到身體每況愈下，看到孩子寫作業「慢吞吞」，浮現「如果媽媽以後不在你們怎麼辦」的念頭，她感到胸口悶、頭脹，立刻對孩子大發脾氣。心理會談時，病人說「當下我真的沒有別的辦法，只能用罵的……」透過正念覺察練習，病人

發現：因為對死亡恐懼和過去習性，讓自己心急，看不到孩子的需要。

另一位飽受情緒困擾的乳癌病人，在幾週的正念呼吸練習後，看到自我執著和慣性反應，是這幾年來造成她難過的主要原因。練習所帶來的覺察，協助她更快從情緒中跳脫。後來，她的癌症復發，當下哭得很傷心。隔天開刀前，病人一路做呼吸練習。開刀後，這位病人顯得從容，她跟我說「正念呼吸，陪我度過難關」。

這幾個例子，只是正念方法的初步運用。本書有系統地介紹各種正念練習的原理，練習如何轉化癌症帶來的種種問題，以及練習背後應該保持的正確心態。

在長久的癌症心理照顧經驗中，病人告訴我：「我不只得到癌症，更從疾病的磨練中得到智慧！」反過來說，當癌症的治療都做完了，一個人的習性沒改，負面心態沒改，「只有得到癌症」的確是非常可惜。癌症被治好了，心靈卻毫無改變。

獲得更多的生命

多數人的心思，不是縈繞著發生過的事，就是被未來佔據。我們好像很努力想抓住什麼，但生命的當下卻總是從指間滑落。正念練習強調：將注意力放回當下，不評判地接納此時此刻的經驗，內在的清明就會慢慢甦醒。

得到癌症，生命時間就會減短嗎？人的生命長度，或許該用「內心清明的時間」來橫量，而非用「活到幾歲」來計算。

不論你是不是癌症病人，現在幾歲，生活過得如何，讓我們一起靜下心來，走出屬於你的正念療癒之路。

註釋

1. Carlson, L.E. Mindfulness-based cancer recovery: The development of an evidence-based psychosocial oncology intervention. *Oncology Exchange*, 2013;12(2): 21-25.
2. Speca M, Carlson LE, Goodey E, Angen M. A randomized, wait-list controlled clinical trial: The effect of a mindfulness meditation-based stress reduction program on mood and symptoms of stress in cancer outpatients. Psychosom Med 2000;62(5):613-622.
3. Carlson LE, Ursuliak Z, Goodey E, Angen M, Speca M. The effects of a mindfulness meditation based stress reduction program on mood and symptoms of stress in cancer outpatients: Six month follow-up. Support Care Cancer 2001;9:112-123.
4. Mackenzie MJ, Carlson LE, Munoz M, Speca M. A qualitative study of self-perceived effects of mindfulness-based stress reduction (MBSR) in a psychosocial oncology setting. Stress and Health 2007;23(1):59-69.
5. Carlson LE, Speca M, Patel KD, Goodey E. Mindfulness-based stress reduction in relation to quality of life, mood, symptoms of stress, and immune parameters in breast and prostate cancer outpatients. Psychosom Med 2003;65(4):571-581.
6. Carlson LE, Speca M, Patel KD, Goodey E. Mindfulness-based stress reduction in relation to quality of life, mood, symptoms of stress and levels of cortisol, dehydroepiandrosterone sulfate (DHEAS) and melatonin in breast and prostate cancer outpatients. Psychoneuroendocrinology 2004;29(4):448-474.
7. Carlson LE, Speca M, Patel KD, Faris P. One year pre-post intervention follow-up of psychological, immune, endocrine

and blood pressure outcomes of mindfulness-based stress reduction (MBSR) in breast and prostate cancer outpatients. Brain Behav Immun 2007.

8. Campbell TS, Labelle LE, Bacon SL, Faris P, Carlson LE. Impact of mindfulness-based stress reduction (MBSR) on attention, rumination and resting blood pressure in women with cancer: A waitlist-controlled study. J Behav Med 2012 Jun;35(3):262-71.

9. Carlson LE, Doll R, Stephen J, Faris P, Tamagawa R, Speca M. Randomized-controlled multi-site trial of mindfulness-based cancer recovery (MBCR) versus supportive expressive group therapy (SET) for distressed breast cancer survivors (MINDSET): Effects on mood, stress symptoms, and diurnal salivary cortisol. Journal of Clinical Oncology 2013;in press.

10. Garland SN, Carlson LE, Antle MC, Samuels C, Campbell T. I-CAN SLEEP: Rationale and design of a non-inferiority RCT of mindfulness-based stress reduction and cognitive behavioral therapy for the treatment of insomnia in cancer survivors. Contemp Clin Trials 2011;32(5):747-754.

正念相伴，希望相隨

陳德中
正念減壓指導老師、台灣正念工坊執行長

大約兩年多前，我從美國回到台灣不久，開始在台北市立聯合醫院仁愛院區開設正念減壓課程，當時班上有位很安靜、也滿年輕的女學員，她總是準時來上課，課堂中練習認真，回家功課也確實完成。只是在團體分享時，觀察到她往往不太說話，似乎心事重重，利用一次下課後的空檔，我特別找她談了談。

原來她過去曾在外地求學謀職，過著極度高壓的生活，在經歷一次工作與感情的雙重打擊後，開始常常食不下嚥，睡眠也出現問題，而且胸口總有種強烈的鬱結感。過了約半年的時間，她發現自己罹患了乳癌，所幸只是初期，她便毅然決然回台接受治療，在接受放射線等等治療後，病情也已得到了穩定的控制。

將身體交給醫生之後，再來，就是心情了。

她過去的傷痛仍時常在心中隱隱作痛，此外，即使治療一切順利，但總有個害怕疾病復發的念頭縈繞不去，如此不安的恐懼感使她煩憂加劇。在負向情緒出現後，通常又會引發負向思考：過去的錯誤、懊悔、分析、自我批判、比較，以及對於未來的憂慮……等，這些反覆思慮又會讓內在感受更加惡化，形成負面循環。

令人感動的是，在八週課程與認真落實正念練習後，她體會到活在當下的力量，真誠地體驗並觀察身心，對於任何的感覺、情緒、想法與行為，以及相互之間的循環過程，能逐漸明瞭於心，並慢慢練習與它們同在、看清它們的本質，而終究跳出了長期的情緒與思慮漩渦，在人生旅程上重新找回內在的穩定、智慧與喜悅。

根據相關研究顯示，癌症病人在常規治療後，邁入疾病緩解期及存活期，而此段期間常見的困擾為：疲憊、憂鬱、焦慮、害怕疾病復發……等，因而影響到病人的生活品質，而正念（mindfulness）已被證明能在這些方面產生助益。只是一般正念減壓課程畢竟不是專為癌症病人而設計，在以團體課程方式進行為主的課堂中，對於癌症病友可能會因少了普同感，於是較無法敞開心胸或分享自我。那時我就在想，若台灣也有專為癌友及家屬們設計的正念課程或療法，對他們絕對是相當有益的。

之後在一次聚會中，有幸聽到台大護理系孫秀卿教授至加拿大參與學術會議的分享，瞭解到加拿大的琳達．卡森及麥可．史貝卡兩位學者在結合自身的腫瘤醫學專業及正念減壓法後，已發展出一套完整的「正念取向癌症療癒」課程，當時就十分希望這套系統能早日引進台灣。

如今非常開心，關於「正念取向癌症療癒」的專書《正念減壓，與癌共處》在台灣有了中文版，我想不僅對癌症病友及家屬們是一大福音，對於醫護、心理等相關專業人員，乃至關心身心健康的一般大眾，都絕對是本值得閱讀的好書。

正如本書作者所說：「正念雖不是治癒疾病的手段，但卻蘊含著豐富人生的可能性；正念也可能提升免疫系統的功能，有助於減少身體分泌有害的壓力荷爾蒙，改善生活品質。」

若身體得到疾病，一定已經很不舒服了，別讓心也跟著不舒服下去。祝福本書的每一位讀者以及你身邊所關心的人，讓正念時常相伴左右，願我們都能善加運用正念精神、勇敢且如實地面對自己，在有起有伏的生命道路上，不懼怕開創充滿希望的未來。

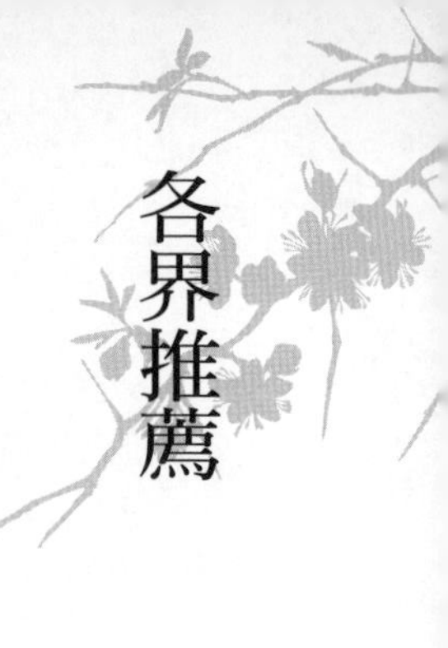

各界推薦

我曾感於生命苦難實多，從大學時期即深入領會與體驗種種世間學術與宗教相關身心技巧與解脫知識，尤其最沉浸於佛教的正念學心法。二十多年經驗讓我深深瞭解，任何一種迅速而長效地幫助當代人減輕煩惱壓力的身心技術，必須先經得起一般日常生活語言的溝通詢問，才能充分發揮實質利益與效果。《正念減壓，與癌共處》正是這樣的好書，它既簡單又實在，系統性地呈現當代西方正念學精髓，導引苦難生命逐次邁向喜悅寧靜。是的，當內在世間寧靜，外在世間就寧靜。

——呂凱文（南華大學人文學院院長、台灣正念學學會創會理事長暨正念療育督導師）

這本書開啟了一個新思維、新做法與新機會。當所有社會資源對癌症的處遇都放在生理機制的同時，這本書告訴我們，原來，還存在著一種成功整合古老東方修行與西方科學精神的方法，可以成功協助癌友面對自己身體的痛與心理的苦，協助癌友承接夜闌人靜時倏而湧現的沉重憂傷。正念減壓協助癌友找到內在的自我療癒力量，不是理論，而是事實。

——胡君梅（華人正念減壓中心負責人、《正念療癒力》譯者、專任正念減壓課程老師）

癌症與壓力有相當的關連，壓力會引起負面情緒，而負面情緒會降低免疫力，減少自然殺手細胞對癌細胞的殺傷力，致使癌症更加惡化。

扭轉負面情緒最好的方法為正念，學習瑜伽及各種呼吸法，並將靜心融入行住坐臥日常生活之中，勤於實踐，即能感受心靈的喜悅，讓癌症所帶來的疼痛減輕，甚至改善癌症的病情。

正念是人人必學的人生課程，需要不斷地學習與體驗。

——陳慕純（抗癌名醫）

此書以東方古老傳統的智慧，即正念和靜觀，來因應癌症的症狀及治療副作用，值得大力推薦。書中介紹的練習方法，由細細品嘗一粒葡萄乾、正念呼吸、身體掃描、正念運動、靜觀等等，不僅我個人都項項嘗試過，適用於日常生活，而且其對於癌症病人的助益，早已有科學證據顯示其效果。此書是充分參與生命每個當下的最佳詮釋。

——賴明亮（國立成功大學醫學院神經科教授、前慈濟醫學院院長）

在佛教經典裡有一部經典叫作維摩詰所說經，裡面有一段經文：「維摩詰言：從癡有愛則我病生，以一切眾生病是故我病。若一切眾生病滅則我病滅。所以者何？菩薩為眾生故入生死，有生死則有病。若眾生得離病者，則菩薩無復病。譬如長者唯有一子其子得病父母亦病，若子病愈父母亦愈。菩薩如是，於諸眾生愛之若子。眾生病則菩薩病，眾生病愈菩薩亦愈。」

這指出的是生病所示現的意義何在，病苦在很多時候不是單純是病苦，而是心理心態的表現，因此，調整心理的狀態，在很多情況下，病苦竟得以改善。這似乎與西方醫學相逕庭，但事實上不會悖離，現在很多證據顯示所謂的心身疾病，身體狀況的異常是來自於心理調適的困難，以至於身體出現病況，醫師提供藥物治療，除了給予真正身體的治療以外，也給予心理的支持；但是個人心理內在的問題不解除，很多病症是無法治癒的。

正念亦可提正氣，這是文天祥在正氣歌所提到的「彼氣有七，吾氣有一」，正是對抗疾病最好的心理利器。也不要忘記，醫師正在從旁協助您。

——戴承正（台北醫學大學附設醫院內科部血液腫瘤科主任、台北醫學大學醫學系內科副教授）

如果你全心全意地投入到本書的內容之中，會對你的生活和健康帶來巨大的改變，益處之多難以細數。本書的作者們都是忠實的正念實踐者，而他們的正念取向癌症療癒課程也是奠基於研究結果之上，你會立即感受到正念的真實面貌，並隨著時間的推移而益發強烈。

——喬．卡巴金（Jon Kabat-Zinn, Ph.D），麻州大學醫學院醫學系榮譽教授

由專家所著的《正念減壓，與癌共處》，為與癌共處的人們提供了一本深刻、清楚又有效的指南。它將佛家傳統融入到一系列具體的練習當中，協助你更能夠停留在癌症風暴中心的平靜之中。

——大衛．史貝傑（David Spiegel, MD），史丹佛大學醫學院教授和精神行為科學系副主席

琳達．卡森和麥可．史貝卡成功地創作了一本清晰、深刻和全面的癌症因應之書。他們將臨床智慧、深刻的個人正念實踐和科學的嚴謹巧妙地融合在這本淺顯易懂的書中。我相信本書豐富的想法和練習會令癌症患者獲益匪淺，為癌症療癒提供一條更輕鬆、喜樂、健康和自由的道路。

——蕭娜．夏比洛（Shauna L. Shapiro），聖塔克萊拉大學（Santa Clara University）副教授，《正念的藝術與科學》（*The Art and Science of Mindfulness*）共同作者

琳達．卡森和麥可．史貝卡共同創作了這本深具智慧又非常實用的指南，是給癌症患者及親友的美好禮物。能夠走上正念之路的人，必會因為清晰的遠見和深刻體驗而收穫良多。

——雪倫．薩茲伯格（Sharon Salzberg），《真正的幸福》（*Real Happiness*）作者

前言

很少有人將癌症經驗定義成一系列互不相關的事件。相反地，癌症常被視為將不同階段連結在一起的歷程——從獲知診斷、決定治療方案、完成治療、恢復身體機能，到之後對復發或康復徵兆的警覺，並與之共存。雖然癌症是不請自來的，但我們不得不參與其中；我們如何因應這些挑戰？我們能不能利用心中既有的力量，培育出一種療癒的觀點，並在我們迷失於思緒、憂慮，或陷入未來種種的自擾情節時善加運用？「正念取向癌症療癒」是一九九五年由琳達．卡森和麥可．史貝卡所發展出來的課程，他們在這本淺顯而務實的手冊中清晰地闡明了這些理念，協助病人對這些無可迴避的問題挖掘出自己的答案，以及和與日常生活共存的具體技巧。

為期八週的正念取向癌症療癒課程獨特之處，在於靜觀練習的臨床應用，幫助患者培養一種特定形式的覺察，稱為正念。正念的起源可以追溯到亞洲的傳統智慧，在東方已經流傳了兩千五百多年。正念取向癌症療癒課程是近年來將這些傳統智慧轉化為西方醫學所用的趨勢之一。東西方的結合成效顯著，因為癌症的標準化治療，例如用藥、手術、化療和放射性治療已經很難滿足病人長期的需求。透過這個課程，患者首先學會分辨「對事件自動化的反應」和「覺察身心狀態後所做出的因應」兩者間的區別。我們的心經常受到無止境的擔憂、災難性思考或焦慮影響而偏離了重點，而注意力這個最簡單卻強而有力的角色能讓人們安定於當下瞬間，成為垂手可得的重要支柱之一。一旦能掌握這個能力，這本工具書會更進一步地引領你走過諸多癌症經驗所帶來的困境，說明如何用正念慈愛又有效果地照顧自己。

正念取向癌症療癒課程的效果來自於對整體的關注，而不僅止於對癌症這個疾病。本書的章節以邏輯性的單元結構呈現，說明如何因應身體治療所帶來的副作用，例如掉髮、疲勞、疼痛，並且也涵蓋了如何運用正念因應每天生活的挑戰，例如壓力、孤單，及自我認知的改變。貫穿全局的就是正念覺察（mindful awareness），即使最終的結果往往難以預料，正念仍是滿足個人需求最好的出發點。本書說明了如何以多元的方式來練習正念——正式與非正式練習、靜坐或運動、或長或短，以增強正念方法的靈活性，減少應用過程的障礙。

本書的第一句話就提出了一個問題：正念如何幫助你面對癌症？在本書中，讀者會找到一個既明確又不斷演變的答案。兩位作者說明了短期讀者需要做什麼，和長期可能會造成什麼改變。我們都可能會踏上這條艱困旅途，兩位作者以這本書為讀者提供了寶貴的資源，讓我們能夠學習一種慈愛且清晰的照護方式。

——辛德．西格爾博士（Zindel V. Segal, Ph.D.）

卡麥隆．威爾森（Cameron Wilson）憂鬱症研究中心主席，多倫多大學精神科教授

致謝

我們很高興能和廣大讀者分享「正念取向癌症療癒」課程，也要感謝很多人為出版這本書所付出的努力。就學術方面而言，琳達是加拿大恩布里基中心的心理社會腫瘤學研究主席，該研究中心由加拿大癌症協會亞伯達分會（Canadian Cancer Society Alberta/NWT Division）和亞伯達癌症基金會（Alberta Cancer Foundation）共同贊助。她還獲得了亞伯達遺產基金會頒發的醫學研究健康學者獎。這些獎項贊助了研究活動，才使得本書背後的研究工作成為可能。

加拿大亞伯達省卡加利市的亞伯達健康服務癌症照護中心（Alberta Health Services Cancer Care）湯姆貝克癌症研究中心（Tom Baker Cancer Centre）的專業團隊一直都非常支持這個課程的發展。特別感謝我們部門的主管巴瑞・布爾茲（Barry Bultz），以及各部門的諮商師和研究員。雪莉・麥克米倫（Shirley McMillan）、莫琳・安吉（Maureen Angen）和依蓮・古迪（Eileen Goodey）都帶領過正念取向癌症療癒課程，對它的發展有所貢獻。他們的支持和投入是正念取向癌症療癒課程持續成功的關鍵要素。

對於我們自身靜觀和瑜伽的修行，特別感謝內觀禪修學會（Insight Meditation Society）、雪倫・薩茲伯格、傑克・康恩菲爾（Jack Kornfield）和一行禪師。麥可在紐約州立大學布魯克波特（Brockport）分校學習舞蹈的時候，在波士頓地區著名的艾揚格瑜伽老師蘋茲・都伯（Peentz Dubble）那裡學習瑜伽，之後麥可開始和朋友在菲利浦・羅喜（Phlip Kapleau Roshi）所創立的羅徹斯特禪修中心（Rochester Zen Center）練習坐禪。喬・卡巴金一直是我們的朋友、同事和導師，也是正念取向癌症療癒課程最大的靈感來源。沙奇・三多瑞里（Saki Santorelli）是現在正念中心的主管，一直啟發並支持我們。琳達要感謝她在心靈人生機構（Mind and Life Institute）的同事，讓她能接觸到來自全世界的靜觀研究者和實踐者；特別感謝亞當・恩格（Adam Engle）、瑞奇・戴維森（Richie Davidson）、瓊安・哈理法（Joan Halifax）、大衛・梅爾（David Meyer）、艾爾・卡茲尼克（Al Kaszniak）、伊凡・湯普森（Evan Thompson）、約翰・杜恩（John Dunne），和辛德・西格爾。

麥可想要感謝已故的編舞者兼舞蹈老師辛西亞・諾伐克（Cynthia Novack）和李察・布爾（Richard Bull）表達感激之情，他們讓麥可了解到在人生這個巨大的即興表演舞台上保持覺察的重要性，還要感謝蘇珊・佛斯特（Susan Foster）引導他走上身心研究之路。

我們的學生也一直在協助我們展開正念研究，使它們成真；特別感謝雪拉・嘉蘭（Sheila Garland）、蘿拉・拉貝爾（Laura Labelle）、麥可・麥肯錫（Michael Mackenzie）、凱蒂・伯尼（Katie Birnie）、克莉斯汀・哲尼克（Kristin Zernicke）、莎拉・庫克（Sarah Cook）、瑪麗安・哈慶斯（Marion Hutchins），和蘿拉・蘭岱爾（Laura Lansdell）。過去幾年幾位研究助理也對這些計畫做出了重要的貢獻：芭芭拉・皮克琳（Barbara Pickering）、琳尼特・蘿拉沙吉（Linette Lawlor-Savage）、喬許・隆貝瑞（Joshua Lounsberry）、蓓斯・迪布恩（Beth DeBruyn），和安吉雅・貝瑞巴（Andrea Berenbaum）。特別感謝安吉雅・貝瑞巴，她用高超嫻熟的藝術和電腦技巧繪製了書中所有的插圖。

還要感謝我們的家人，在生活中幫我們分擔家務，讓我們有時間寫這本書。琳達要感謝裘爾・柏格（Joal Borggard）的關愛、支持與理解，感謝她女兒諾娃（Nova）以自然喜樂的姿態來實踐初心。剛出生的兒子瓦丁（Vardin）與這本書同時誕生，能將兩個孩子介紹給這個世界並且看著他們成長，是多麼令人愉悅的事。她還要感謝她的父母羅恩和雪莉・卡森（Lorne and Shirley Carlson）多年來對她一貫的支持和鼓勵。

麥可要感謝他的妻子兼摯友南西・史貝卡（Nancy Ford Speca）對他的關愛，並鼓勵他成為最好的自己，感謝他母親瓊安・史貝卡（Joan Slaven Speca）的關愛和支持，以及他父親安尼貝爾・史貝卡（Annibale William Speca）面對癌症時所展現的優雅和勇氣。

中文版序

我們寫這本書是為了讓罹癌者以及他們支持網絡裡的家人、朋友及照顧者能學習正念，並且在超越癌症經驗的過程中運用靜觀來減輕痛苦、增進身心健康。

在書中，我們提供了這個方法的理論和研究背景。然而，我們主要目的是說明正念靜觀，並提供練習方法上的實用指南，讓讀者能夠在生活裡立刻應用正念並從中獲益。當你的理解和洞察隨著練習而深化，收穫也將與日俱增。

癌症和其治療過程會引發許多擾人的情緒，而我們把「正念取向癌症療癒」介紹給你，就是為了減少你的痛苦、增強你的身心健康和內在資源，並提供一種能讓你未來人生更加豐盛的觀點。

「正念取向癌症療癒」是我們多年來以心理學家的身份在臨床工作方面得到的經驗發展而來，針對在癌症中心接受治療的病患審慎的研究。而在更早以前，我們已經各自在生活中做正念的實踐並從中獲益，所以才想到這樣的方法。多年來我們一直想要把課堂上的內容讓無法親自來上課的人也能體驗；終於在教授此課程十五年之後，我們寫出了這本書。事實上，這並沒有花太多時間，因為多年來我們不斷地和數以百計的病患分享這些想法，也對正念所帶來的益處充滿熱情。

以正念為基礎的治療模式以身心的交互作用來奠定健康的基礎，這是當今科學界所肯定的新潮流，也在技術導向的現代醫學和亞洲的古老智慧之間占了一席之地。這兩股潮流匯聚於此，形成的智慧泉源正召喚著你，為了疾病的挑戰和個人的益處來嚐嚐這泓清泉。

如果你接受這份邀請，你將握有強大的工具供你驅使，讓你能在恢復身心健康的道路上扮演主動積極的角色。你掌握了能讓正念的好處成真的關鍵因素，那就是不斷練習書中的技巧並遵循正念的原則。

我們很高興看到你已經邁出了第一步，把這份覺察的禮物送給自己。我們鼓勵你運用書中的靜觀指導來引導自己邁向療癒和自我發現的道路。願你幸福，免於一切苦難。

琳達・卡森
麥可・史貝卡

【第一部分】

序幕

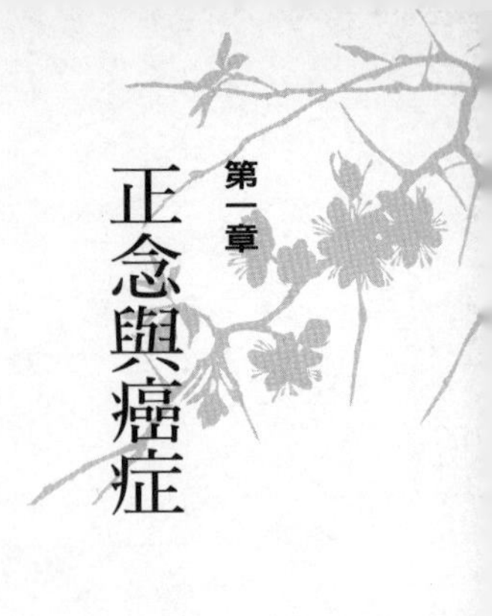

第一章

正念與癌症

正念如何幫助你面對癌症？本書就是為了回答這個問題而撰寫。正在讀這幾頁的你，可能親身經歷過癌症病人自己或親友在接受治療過程中所面對的一連串折騰，包括剛知道診斷時的震驚、鋪天蓋地的檢查和治療、在候診室等待、接受檢查、讓人困惑的醫學術語，以及痛苦、折磨和失落的恐懼。除此之外，你或許對此有些既定的看法，或者純粹出於好奇，想要知道正念或靜觀如何有助於因應癌症。我們並不是以正念做為治癒疾病的手段，而是正念蘊含著豐富你人生的可能性，協助你因應癌症的症狀及其副作用，改善生活品質。正念也可能提升免疫系統的功能，有助於減少身體分泌有害的壓力荷爾蒙，這些改變有百利而無一害。

我們對於正念做為一種療癒實踐的理解，奠基於十多年來數以千計癌症患者及其友人與家庭成員的體驗，以及我們自己投入正念練習的經驗。罹患癌症是一個相當孤寂的歷程，儘管每個人對癌症的體驗不盡相同，我們仍謙卑地和你分享這個古老傳統的智慧，它讓很多有類似經驗的人受惠，其中部分人是癌症患者，部分是患者的家人或朋友。

本書概要

我們希望和你分享對正念練習的認識，它能協助你面對癌症並促進療癒的過程。正念也是一種存在的方式，透過正念來豐富和深化存在的內涵。正念練習鼓勵你經驗人生，原汁原味地體驗世界此時此刻所展現的樣貌。你可以在人生的每一個時刻運用更深刻的覺察，心懷驚喜、歡欣和感恩的覺知。這些練習揭示個人成長和內心療癒的機會，與你可能已經體驗到的癌症痛苦經驗完全相反。

在本書中，我們將和你分享我們所教授的「正念取向癌症療癒」（Mindfulness-Based Cancer Recovery，ＭＢＣＲ）課程中所採用的具體方法，協助你逐步開展自己的練習。我們把涵蓋諸多面向的八週訓練課程稱為「正念取向癌症療癒」，和喬．卡巴金（Jon Kabat-Zinn）在麻州大學醫學中心（University of Massachusetts Medical Center）所發展的「正念減壓」（Mindfulness-Based Stress Reduction，MBSR）課程有密切的關聯。正念減壓課程從一九七九年開始發展以來，已經嘉惠了數千名不同背景的病患。起初，我們為了正在接受癌症治療的病患所設計的課程，完全是獨立發展，想藉由我們自己在瑜伽和靜觀方面的經驗來滿足當地癌症中心病患的需要。不久之後，我們知道了喬．卡巴金的課程，於是根據他的版本來調整我們的課程內容。

這麼做，部分原因是為了讓我們的課程標準化，而且更具比較性，方便進行研究。我們同時也希望參加課程的學員，能夠從在麻州已充分發展並驗證的正念減壓課程中獲益。我們也將「正念取向癌症療癒」課程帶往科學實證研究之路，希望更充分理解正念的效益，確保這個課程適用於在我們中心接受癌症治療的患者。接下來的幾個章節，我們會帶領你逐步了解這課程，分享一些團體成員的故事，並對一連串的靜觀練習提供明確說明。

我們也會解釋以下問題：壓力和疾病之間的複雜關係，我們到底了解多少？如果壓力對癌症的形成有影響，那它是扮演什麼樣的角色？減少壓力能增進癌症治療的結果嗎？或者能夠提高生活品質？我們將從正念的古老源頭和正念練習對現代生活的適用性開始談起，探索正念在因應癌症相關症狀的價值，例如睡眠問題、疼痛、疲勞、壓力症狀、焦慮，以及對未來的憂心。我們也會羅列一系列正念練習的益處，從減少特定症狀到轉化自己、轉化人際關係，和共同創造美好生活的可能性。我們希望你不僅透過這本書學習正念，還能從中得到將正念運用在日常生活的力量。我們希望你不僅能克服癌症經驗，也希望透過正念這份禮物，你能找到茁壯成長並超越自己的道路。

癌症之路

茶道

他們在癌症中心奉茶
茶水注入精緻瓷杯，有貝齒狀杯緣和雅緻粉色花朵
年代久遠
就像是祖母會用的杯子
那時你才剛來到這個世界

癌症這個漆黑幽深的長廊
像是一切的盡頭

你把視線放低，遁入自己的痛苦
等候
用恐懼的冷笑安慰蜷曲的身體

進入視線之前
你已聽到茶車駛近
茶杯和銀湯匙在茶碟上震動
譜出細微輕柔的樂音

舉起手上的茶杯
好像是這輩子第一次
喝茶

這是你的新生命

喝吧！

——蕭・韓特（Shaun Hunter）

這首詩是我們正念小組中的一位女士所寫，描述確診得到癌症後顫慄的恐懼和驚訝，以及在癌症經歷中發現復原的可能。在他們的生命歷程裡，每個人都可能與癌症近距離接觸，自己、家庭成員或其他所愛的人都有可能得癌症。一開始，我們都很害怕聽到這句話：『你罹患了癌症。』如果你已經被診斷罹癌，無論你一開始聽到這句話有什麼反應，之後的話你八成都聽不進去。你的腦海可能已經佈滿恐懼和悲傷的情緒，浮現孩子變成遺孤或痛苦和折磨人的治療畫面。你或許就直接一頭栽入槍林彈雨般的檢查和治療、等候室、針劑、令人困惑的醫學術語，和持續的恐懼。

無論是不是你自己罹患癌症，或是你的家人、朋友，這種經歷都可能深深地影響你。無數的挑戰會伴隨癌症診斷而來。從一開始，要理解癌症的涵義及可能的結果，即使對受過專業訓練的腫瘤科醫師（治療癌症患者的專科醫生）來說都有困難。他們可能無法準確地告訴你存活的機率。你可能發現自己有揮之不去的想法和感受，並持續地問類似的問題：「要是我沒辦法活下去怎麼辦？」我們都看過媒體對癌症不同樣貌的描述，從憑藉頑強意志力戰勝癌症（例如藍斯・阿姆斯壯〔Lance Armstrong〕），到不幸及絕望的癌症受難者的痛苦、失落與磨難。你不知道自己屬於其中的哪一類，你可能覺得自己搭著情緒的雲霄飛車，經歷一個瘋狂而不安的旅程，瞬間從高點落到低處。

一旦癌症確診，你可能需要依據既有的、有限的，甚至是難以解讀的資訊來做出艱難的治療選擇。研究報告提供了大多數患者治療效果和預後的統計數據，但沒有人能預先知道結果會如何，這樣的不確定性令人抓狂。診斷性的檢驗或治療不僅耗費精力，還存在一定程度的風險。你日常的工作、學校，和家庭生活的節奏可能在這段期間內完全打亂，結果你可能還要承受經濟上的壓力。你的人生計劃和期望可能完全改寫或暫停，因為現在你的生活重心轉移到努力尋找方法，以度過癌症的恐懼和困惑。你可能會覺得尋找康復之路和回歸正常生活很困難。

像手術、化療，和放射性治療等醫療方式，都會產生許多副作用和症狀。如果你因為癌症而必須動手術，之後你可能會感覺疼痛、不適，無法輕易地活動。而伴隨化療而來的極度疲倦、噁心和掉髮現象也可能導致自尊和認同喪失。有些人可能失去味覺、嗅覺，還有食慾。放射性治療還會造成治療部位鄰近皮膚變薄並產生灼熱感，還有每天趕著進行治療程序所造成的疲憊和經濟壓力。

治療結束之後，周圍的人可能期待你變得開心並回歸正常生活，但通常這個時候，你卻感覺被治療團隊和整個社會遺棄。你走到人生的十字路口：現在該怎麼辦？你可能有持續性的倦怠感，有時在急性治療結束後會持續將近一年，所以一天的時間裡你無法做太多事。原本你期待自己充滿精力，對活著感到開心，但如果你的感受不如預期，可能會覺得挫折和失望。至於你的朋友和家人，他們似乎已經聽夠了關於癌症的任何消息，只想要「以前的你」回來。如果你正陪伴某人走過癌症，你可能也對治療後復原歷程的耗時傷神感到無奈。所有參與其中的人都可能擔心癌症復發。之後該怎麼辦呢？

然而，失去自己的性命或失去所愛之人的可能性，正好強調了寶貴生命的自然本質，以及生命的脆弱與絢麗。對大多數的人而言，癌症診斷讓原本模糊而遙遠的死亡意識變得極其真實且駭人。意識到生命有限這個事實可能令人停滯不前，但也可能促進生命改變、轉化。癌症診斷可以是自我檢視、個人探索和成長的契機。它也提供了一個機會，讓人有意識地過不一樣的生活，或許比之前更豐富而真實。罹患癌症這樣的生命危機造成當頭棒喝的深刻醒悟，也許更甚於其他任何生命事件。我們見證許多人善用癌症所提供的轉捩點（停止工作，願意嘗試新的事物，欣賞寶貴的每個時刻）來學習如何活在當下。單純地對生命當下覺察的練習——放下過去的悔悟、悲傷和懊悔，和對未來的憂慮、恐懼和焦慮——結果可以是相當深刻的。寧靜與喜樂清明的心，將是你在這段路途中的指引。

我們邀請你舒服地坐著，深呼吸，開始探索這個正念的世界，這不僅幫助你學習與癌症共處，也能揭開你可能尚未知悉的，在困頓裡所蘊含的廣袤和自在。

什麼是正念？

試想一下你的心思通常在做什麼。它可能時常留戀過往，回顧舊事，流連在你曾做的決定，或者你的人生能多麼不同。你可能會問自己：「我為什麼會得癌症？為什麼是我？如果能這樣或那樣，或許事情會有所不同。」一想到這樣便心生悲傷、憤怒、挫敗或懊悔。不幸的是，你無法改變過去，現在也必須面對罹癌的事實。這樣的思考模式只會帶來更多悔恨，但似乎很難控制。或者你的思緒容易跑在前頭，帶著所有事情都可能出差錯的想法、擔心和計劃：**萬一我的癌症復發，那該怎麼辦？我有沒有足夠的錢支付醫療帳單？如果我下次再見到那個難搞的醫生，要怎麼面對她？**這種想法帶來更多擔心、焦慮、害怕，身體也變得緊繃。在此時此刻，這些未來的劇情其實都是想像出來的，由你的心思所編纂。馬克吐溫說過：「我的人生是一連串的悲劇；它們大部分從未發生。」

所以當你執著於過去、擔心未來可能的風險，或者只是在矛盾糾結的思緒與擔憂裡迷失自己，你便失去了實際活在當下的機會。如果你仔細想想，會看見所有事物都只發生在當下那一刻。回顧過去或擔心未來都發生在現在，但當你這麼做，便失去體驗當下的機會：和朋友的對話、花朵的綻放、湛藍的天空，和涼爽的微風。你也會忽略身體想告訴你的訊息：頸肩的壓力、肚子的緊繃、飽足或飢餓感——這些提醒你回應身體需求的訊息。如果你無法好好活在現在，那要等到什麼時候呢？沒有比現在更值得活的時刻了，無論過去發生什麼困難，或未來會發生什麼事，通常此時此刻事情還不算太糟，至少可以忍受。就像牛頓所說：「如果只是承受每天加諸身上的擔子，我們可以輕易挑起。但如果我們挑起昨天的擔子，再加上還不用挑起的明天，那對我們而言負荷就太重了。」

有位罹癌的人告訴我們，他在獲知診斷後遇見朋友跟他說：「你看起來氣色不錯。」這種事經常發生，一位癌症病友被這樣的客套話弄得不太舒服，把它當成笑話跟她的支持團體分享。究竟她該看起來如何？當你仔細思索，獲知診斷的前一天和後一天的差別，其實在於診斷對於未來的意義，而這正是我們的心思經常飄去的地方。當你充分參與生命的每個當下，絕大部分關於過去和未來的苦惱都會煙消雲散。這可能令人難以置信，但甚至是面臨像罹癌這樣的人生危機，還是能夠做得到的。

我們曾在正念減壓課程的創辦人喬．卡巴金所帶領的靜觀清修會中聽到這樣的故事：在靜觀廳的牆上有一個大鐘，他用一個大牌子遮住它，上面寫「現在」。時間永遠是現在；這就是你所需要知道的。正念是保持覺醒並意識到這個當下的方式。這也包括你留意當下所使用的方式，這是正念的態度面向。你以一種不論斷、接納、開放和好奇的方式關注自己。當你注意到你的心跑掉時，這樣的態度可以讓你笑著搖搖頭，好像正看著一隻很可愛的小狗做著滑稽動作，而不是用心思鞭笞自己。正念很簡單：**注意任何浮現在當下的事；讓它以自己的節奏起落，而不試圖改變；和事情本來的樣貌共處**。雖然簡單，但不容易實踐。很多人花了一輩子試圖精進這個技巧。常言道，萬丈高樓平地起；為了展開這個正念之旅，我們加上一句話：現在是最好的時候。

正念的起源

我們已經談了很多正念的內容，但還沒有提到靜觀（meditation），和這兩者的關聯性。儘管有許多不同形態的靜觀，絕大多數的共同之處是將覺察導向一個特定的物體或經驗的一部分。基本上，**靜觀就是指特意的把注意力放在某件事物上，並持續一段時間**。以這樣的方式運用注意力能培養專注力或心性的穩定，創造出適合安靜平和的情境，並培養洞察力、理解力，和關懷之心。

靜觀強調以正念導引我們的心，留意、觀察並了解外在事件和透過感覺所傳遞的感官經驗，並更加關注內在思想意念的變化。透過這樣的實踐，我們能更熟悉心智是如何運作，它在創造和形塑我們的經驗時所扮演的角色，和它對健康和療癒的潛在貢獻。透過直接體驗來了解這種運作過程，對面對疾病的挑戰這樣的過程來說，是非常有幫助的。

遠在現代科學方法盛行之前，人們就透過觀察、分析和默想的方法了解現象本質。在印度喜馬拉雅高原和中國古代發展出的一些哲學傳統，有系統地探索重要問題，直到今日都和我們的生活息息相關。其中所關注的問題涵蓋了健康和疾病的成因，與人類受苦的本質。

瑜伽和佛教兩大傳統可以算是近親，發展出心智的理論和靜觀練習，這些方法點化了現代人類的困境，一如兩千五百年前在南亞時一樣。對那些不熟悉希達多．喬達摩（Siddhartha Gautama，釋迦牟尼的俗名）悟道故事，和他如何在歷史上成為佛陀或「悟道者」過程的人，在這裡做一些簡短說明可能會有幫助。

根據傳統的記載，希達多出生在權貴家庭，貴為王子，在極其尊貴的環境下長大。他出生時被預言會成為君王或聖者。他的父親希望兒子繼承王位，想盡辦法不讓希達多接觸外面的世界，與人類的苦難、疾病、老朽、死亡和宗教教化隔離，阻絕任何可能讓他的靈性或哲思獲得啟蒙的機會。儘管如此，希達多二十九歲時，偶然遇見一位老人，體認到每個人終將變老而身體孱弱，這讓年輕王子心煩意亂，但也激發他進一步探索世界的心願。他決定離開與世隔絕的家，邁向流浪聖者的人生。六年的時間裡，他沿途乞求布施，以禁食和長途跋涉等方式過著苦行生活，讓自己接近死亡邊緣。

那時，因為看不到極度苦行的價值何在，他重新思考自己選擇的道路。他回想小時候，坐在樹下看父親主持春祭，慶祝萬物生長季節來臨。當時他平靜地享受當天的氣氛，進入一種安靜而幸福的狀態。他開始思考這個過往經驗是否就是一把開啟他所追求境界的鑰匙。因為這個發現，他開始採取「中庸之道」，一條既避免自我耽溺，也不用自我否定的道路。進一步透過靜觀的深化，他悟出了人類受苦的原因和滅苦之道，這也成為佛陀教誨的核心價值。

我們分享這個故事的原因是要追本溯源，紀念我們之後所要講授的靜觀方法的源頭。我們也要清楚說明，你並不需要成為佛教徒，或者讀過佛教的經典，才能進行我們所安排的課程。我們的課程和世界很多其他價值觀兼容並蓄。事實上，大部分靈性和宗教傳統或多或少都嵌入了靜觀或正念的元素。我們所呈現的方式完全是世俗化的，所謂「世俗」並不意味著去宗教化或靈性化，反而是接納所有的信仰傳統。來自不同背景的人都前來參與我們的課程，他們都能夠把這套方法納入個人的信仰體系中。

儘管這個方法奠基於古老傳統的練習，我們仍鼓勵你不要不經思索的照單全收。我們堅持要讓這些方法和整個課程受到科學嚴格的檢驗，希望在個人層次上，你們也把這樣的練習方法放在日常生活裡加以檢視，採取開放的懷疑態度或許有所助益。我們期待你能像我們一樣，透過經驗以發掘它的底蘊，實踐乃是真正的檢驗。

「正念取向癌症療癒」的發展

關於我們當初如何發展，或許應該再多說一點細節，好幫助大家熟悉這個課程。一九九五年時，麥克（作者之一）是個才剛工作幾年的新手心理學家，在加拿大亞伯達省的卡加利市（Calgary, Alberta）一間忙碌的癌症治療中心工作。有天兩個同事和我坐在醫院的自助餐廳吃午餐，談到工作，主要是心理諮商，並對接受癌症治療的病患和家屬提供支持性服務。

談話過程中，我們談到許多人經歷癌症治療時所需面對和克服的巨大挑戰，我們懷著敬畏的心，對有機會從事這樣的工作心存感激，也體認到這份工作對我們而言也不是全無代價。照顧和我們一起工作的人，意味著分享他們的失落、哀悼以及戰勝病魔，這些經驗也增加了我們的脆弱感。隨著談話更加深入，我們發現一些共同之處：在某種程度上，我們都是運用瑜伽和靜觀來因應生活上的壓力。這讓我們想到，或許一些病人也能夠從這樣的練習中，得到不同於諮商所能提供的收穫。我們揣想是否能夠開設一個課程，可以共同分享從靜觀中獲得的經驗。然而，這個想法如何在高度技術化和機構化的醫療場域裡落實呢？

從那時開始，我們就計劃發展這個課程。我們拼湊練習瑜伽和靜觀的吉光片羽，將其融入我們身為健康專業人士對於壓力和身心調和的整合觀點。其中有將近一半瑜伽的元素，包含瑜伽呼吸練習和為數不少的靜觀技巧，包括正念靜觀練習。那時候我們還是開設七週的課程，在一開始帶的幾個團體，每次結束前都會收集學員的書面回饋，然後利用這些資訊改進我們的課程。口碑傳得很快，後來的每梯次課程都很快就額滿。

稍後，我們也得知喬·卡巴金和他的正念減壓課程。我們對《正念療癒力：善用你的身心智慧面對壓力、疼痛和疾病》（*Full Catastrophe Living: Using the Wisdom of*

Your Mind and Body to Face Stress, Pain, and Illness）一書的細膩與完備相當推崇，開始推薦給我們所有的病人閱讀。大概同個時期，一九九六到一九九七年間，我們開始進行一個正式的研究計畫，比較隨機分配到我們正念課程的學員和在等待名單裡的對照組間的差異，此時琳達（本書作者）加入我們團隊擔任臨床工作者和研究者。我們很開心研究結果證實這些練習方法是有效的，參與的學員實際上是有受益的。

這些結果發表於二〇〇〇年的《心身醫學期刊》（*Psychosomatic Medicine*），之後還被其他的科學文獻引用了數百次。這是第一個針對正念靜觀練習運用在癌症病人身上的系統性評估，我們自己也很訝異，課程參與者相較於等待者改善程度相當顯著。整體而言，參加課程的人減少了百分之六十五的情緒困擾，包括焦慮、憂鬱和憤怒。他們也感到更有活力，疲憊和困惑的感覺降低。他們整體上減輕了百分之三十五的壓力症狀，包括肌肉緊繃、腸胃不適，和神經系統的感知能力提升，以及易怒和睡眠問題、過度緊張和酗酒等習慣性壓力反應減少。課程結束後六個月的追蹤，這樣的效果依舊持續。我們還做了許多其他研究，你可以上網找到這些資料。而這只是「正念取向癌症療癒」一開始的故事，這樣的故事現在還持續上演。

正念適合你嗎？

本書的目標，就是藉由正念來協助你對你的個人經驗有更多覺察，並且以更有技巧且正面的方式面對生活的壓力源。介紹完「正念取向癌症療癒」課程之後，我們將介紹正念的核心概念與練習，讓你專注於當下的能力逐步增加。也許雖然你讀這本書時，很享受閱讀的過程，但讀後就把它晾在一旁。然而，練習的重點就在於：練習。如果你沒有貫徹規律練習的決心，將不太可能在生活裡看到大幅改變。所以我們要問你能否下定決心：是否可以每天撥出一些時間給自己，關注自己的療癒和健康？你是否可以把這件事列為優先，至少嘗試一段時間？你是否願意以開放的意志和心態接觸這個練習，嘗試我們建議的方法，讓奇妙的事發生？如果你有所懷疑也沒關係，但請親自嘗試這個課程，然後看看自己的變化。佛祖說：

不要輕易相信任何事，只因為你聽說過。
不要輕易相信任何事，只因為許多人都這麼說。
不要輕易相信任何事，只因為它寫在宗教典籍裡。
不要輕易相信任何事，只因為老師和耆老的權威。
不要輕易相信傳統，只因為它們已經流傳許多世代。
但觀察和分析之後，當你發現一切都有被認同的理由，
並且對個人和眾生都有益時，
接受它，並實踐它。

第二章 壓力與癌症

希望這一趟旅途中，我被賦予適當的挑戰與磨難，讓我的心真正地被喚醒，使我對自由和普世慈悲的實踐能真正圓滿。

——傳統西藏禱詞

許多癌友聽到我們在帶領減壓團體時，其中有些人馬上想到可能是壓力導致他們罹癌，這一切都是咎由自取，因此現在也許該是他們改變自己面對壓力的方式，給予癌症迎頭痛擊的時候了。這種對癌症的看法並不正確，而且在我們眼中用處並不大。難道面對疾病這件事還不夠糟糕嗎？然而，現在你能做一些可以幫助你自己的事。本章我們會跟你分享一些壓力的資訊：什麼是壓力，它的作用是什麼，以及你要如何偵測，以及全面性地探討關於壓力或其他心理因素，是否某個程度上對癌症的病情發展扮演關鍵性角色。我們希望在不要過度簡化，也不要太過詳細的前提下陳述科學證據。我們希望你能從這個討論中獲得對自己有用的訊息，無論你現在遭逢什麼難題，都能夠善用這些訊息做為跳板，盡己所能改善你當下生活的品質。

壓力反應

當你感受到壓力情境時，了解此時身體發生了什麼改變很重要。若能意識到身體的改變，你就能夠開始察覺壓力是什麼時候開始產生的，並學著判斷如果壓力反應對你沒有幫助或沒有必要時，如何降低對壓力反應的影響。你可能聽過「戰或逃」（fight or flight）的說法。這句話是指當你面臨真實的危險，例如快要發生車禍之前，突然感覺到電流般的能量。心跳加速、呼吸急促，可能還冒一身冷汗，胃在翻攪。你的身體正準備擊退或逃離危險情況以確保安全。這個受到激發的系統讓我們能夠有效面對危急的情境，保障生命安全。這種歷程牽涉到一連串複雜的機制，包括神經系統和荷爾蒙的運作。當你感到威脅時，大腦會立刻發送訊號到神經系統和荷爾蒙系統，將不同的化學物質釋放到全身；腎上腺素就是其中一種。

這些化學物質激發了不同的身體症狀，伴隨著壓力反應而來，包括血壓升高，脈搏和心跳加速，血液由軀幹急速流向四肢（為了快跑做準備），頭腦專注，視力變得敏銳（以看清危險），並且「暫時停止」可以等到安全時再進行的日常生活任務，例如消化食物等。壓力反應影響全身，以複雜且環環相扣的流程促成多元系統運作，包括神經、荷爾蒙和免疫系統。如果你曾有過在路旁快速避開一台超速車子的經驗，就會記得這整個歷程幾乎是立刻被激發，在威脅過去不久後便回到平靜狀態。

如果我們每天面對的壓力源都是張牙舞爪的老虎或超速的車子，那麼這一切都會運作得很順暢，但現代生活沒有這麼簡單。老虎或超速車子這樣的威脅非常明確：當事情發生時，在戰或逃兩者間擇一來反應，然後拋諸腦後。通常，當威脅消失後，系統會以「放鬆反應」來取代連串的壓力反應，壓力反應開始逆向運作：你的脈搏變慢，呼吸回復正常速率，消化和排泄系統恢復運作，可以正常吃飯和睡覺，而身體的修復功能也恢復了。

不幸的是，現代生活的壓力源很少如此單純，像是持續不斷的工作壓力和壓縮的期限、和孩子或配偶爭吵、經濟上的困擾、交通阻塞和魯莽駕駛、治安問題和恐怖分子。而對於罹癌者來說，壓力來源則是害怕疼痛和治療造成的虛弱，以及疾病復發。雖然現今的壓力源相當不同，而且基本上不會造成生命威脅，但我們的身體還是以類似面對生命危險狀況的方式反應，因為人體系統是透過這樣的設計來保護我們。

或許當你讀到上一段提到一系列危險的時候，就已經激發了你身體的壓力反應。你已經習慣了戰或逃的反應，但在現代社會裡，很少需要用這麼劇烈的行動來解決問題，或者釋放壓力反應的能量。當然，你可以打你的老闆，但可能只有一次機會！之後要怎麼辦呢？和太太吵架，跑開一、兩次可能有用，但對解決問題沒有什麼幫助。還能怎麼辦呢？你的身體用大量荷爾蒙對壓力情境做出反應，在某些情境下可能有用，但現代人的壓力卻無所不在（至少看起來是如此），所以我們可能一直處在壓力反應高度活躍的狀態，而低程度的戰或逃反應在日常生活裡幾乎無所不在，使得我們疲於奔命。試想一下，這樣造成我們多少無謂的損耗。

長期壓力的影響

事實上，許多研究顯示高度壓力對身體的影響，以及長期曝露在壓力源中對許多不同身心症狀和疾病的影響。例如，匹茲堡心理學家雪鄧·可恩（Sheldon Cohen）研究壓力對一般感冒或流感的影響。為了控制影響誰生病和何時生病諸多不同的因子，他為一群受試者注射與流感相同的病毒，之後讓他們住在宿舍裡接受一星期隔離，吃相同食物並做同樣的事，並觀察誰受到感染及嚴重程度。他甚至讓他們把擤過鼻子的面紙裝入密封的塑膠袋裡，然後秤這些面紙，計算他們分泌了多少粘液。他還請受試者以各種不同的方式評估自己受到病毒感染前所承受的壓力值。他的發現和其他讓受試者待在家裡的研究結果類似：那些受到病毒感染前承受較高壓力的受試者，更容易產生流感和感冒症狀，他們也產生較多的分泌物。可恩分析哪一種類型的壓力源較可能導致感冒和流感，有兩個因素特別顯著：與家人和朋友有關的人際問題，以及工作上的問題（失業或在低於自己學經歷的職位任職）。兩者都是慢性且持續性的壓力源。

這些嚴謹的研究結果顯示，只要處理得當，短期壓力不一定有害，身體很快就能回到相對平靜的基準點。然而，如果長期曝露於壓力中，無法把身體帶回和諧的狀態，你的身體和情緒可能更容易受到各種不同疾病的影響。稍後我們會討論壓力狀態對於癌症的意義是什麼，因為癌症不像小感冒那麼單純。

認識你的壓力症狀

身體的壓力反應導致許多不同症狀，心理的壓力也會以許多不同的方式呈現。花一些時間填以下這份「壓力症狀自我檢驗表」，了解自己的狀況。

◎壓力症狀自我檢驗表

在下列選項中勾選出你在上週經驗到的所有壓力症狀：

身體症狀

□頭痛　□睡眠困難　□心跳加速
□消化不良　□頭暈　□煩躁不安
□胃痛　□背痛　□疲累
□手心出汗　□頸肩緊繃　□耳鳴

行為症狀

□吸煙　□夜間磨牙
□頤指氣使　□飲酒過量

□不停嚼口香糖　□不停地吃東西

□挑剔　□無法完成工作

情緒症狀

□哭泣　□對壓力不堪負荷

□緊張，焦慮　□生氣

□覺得無趣，事情沒有意義　□寂寞

□情緒爆發邊緣　□不快樂且找不出原因

□無力改變　□易怒

認知症狀

□無法清楚思考　□猶豫不決

□健忘　□想要逃離現在的生活

□失去創意　□持續擔心

□失去記憶　□失去幽默感

靈性症狀

□空虛　□殉道感，想要犧牲　□憤世嫉俗

□喪失意義　□冷漠　□不寬待自己和他人

□疑惑　□失去方向　□有證明自己的需要

關係的症狀

□孤立　□退縮　□缺乏親密感

□無法忍受現狀　□沉默寡言　□利用別人

□憎恨　□性慾降低　□少與朋友聯絡

□寂寞　□懷疑　□嘮叨

□痛罵

當你完成這份檢查表，發現了什麼？你可能注意到症狀被劃分為不同類別。你可能也注意到自己在每個類別中都勾選了幾項，但有其中一、兩類特別明顯。或許你會驚訝於自己所勾選的項目如此之多！重要的是，從這個練習裡你可以認識自己的壓力反應模式；每個人都不盡相同。例如，瑪格麗特罹患乳癌，她發現自己勾選了許多身體和情緒方面的壓力症狀：她會頭痛，有睡眠困擾，頸肩肌肉僵硬，並且有時候會覺得有點頭暈。她也感到緊張，擔心許多事情，感覺很難專心，即使小事情也很難做決定。她很容易忘記事情，並且對日常生活的例行公事感到難以負荷。

相反地，邁可罹患淋巴瘤，他的壓力症狀會影響行為和人際關係。他發現自己變得沉默寡言，把事情藏在心裡，並且把自己孤立於朋友圈和家人之外，晚上需要喝酒幫助自己入睡，並且經常磨牙。他容易發怒，無緣無故的把怒氣發洩在老婆和孩子身上。

這兩個人在生活裡可能都經歷了類似的壓力，但他們用不同的方式反應出來。了解自己壓力反應的特徵，在需要時，有助於覺察到壓力反應的發生，並採取行動。

壓力從哪裡來？

長時間承受壓力不是件有趣的事，同時也不健康。好消息是，某個程度上你可以有所選擇。壓力是從哪裡來的呢？你可能會說壓力來自外在世界——和醫生預約的時間、嚴厲的老闆、信用卡公司、超速的車輛——但這並不完全正確。壓力是來自於自己，決定事情是否會成為問題的人是自己。這並不表示知道自己得了癌症，並且要面對隨之而來的一切不是件艱難的事；我們永遠都不會否認它的難度。但你有沒有注意到，有些人面對生命的挑戰比其他人更為冷靜沉著。他們是怎麼做到的呢？一部分是因為他們以不同的角度解讀這些生命事件的意義；他們可能學會許多特定的技巧幫助他們因應，而或許更重要的是，他們有一種信心，認為自己能有效地處理迎面而來的挑戰。

我們稍後在本章之中會再進一步談到這個主題，並且在本書其他章節詳述。這裡要提出兩個重點：

1. 改變你的壓力反應，首要之務是意識到它們的存在，學習在生活行動中辨識出它們：它們如何、何時、為什麼出現在你的生活裡。
2. 下一步是體認到，對於如何反應和處理生命壓力事件，你其實是有選擇的。

正念練習會在這兩方面產生很大的助益。

壓力和身心合一

談到這裡，讓我們來釐清所謂「心智」（mind）和「正念」（mindfulness）到底是什麼意思，而它們與壓力又有什麼樣的關聯。我們經常假定心智是我們人的所思所想，或是從醫學角度上來看，是我們大腦的運作。你可能聽過關於「身心問題」（mind-body problem）的說法；簡單來說，這個問題是關於意識的本質，以及心智和我們有形身體的關係。我們的目的並不是要完全解答這些問題，即使到目前為止，這些問題仍然困擾著科學家和哲學家。我們解釋這些用詞的目的是釐清它們的定義，並且確定讀者與我們的理解相同。

當我們提到心智的時候，並不是單指思考或認知。就像T恤標語所說的：「靜觀並不是你想的那樣！」我們關心的是多樣化的歷程和主觀經驗，包括知覺、想法，和情緒，甚至包括我們認識任何事物的基本能力。我們可以說心智是將意識實體化並將體驗實體化的產物，人類是這些經驗的載體。我們所知道的心智和身體在功能上其實是同一個單元；也就是說，它們一起運作，不可分割。無論身體、心智或者是想法和感覺，都無法脫離彼此，在活生生的有機體之中單獨存在或運作。所以想要把它們分開是無稽之談；當我們思考、感覺時，每個過程都是環環相扣的。

當然這種思考方式不同於傳統的科學路徑，但更能呼應你的個人經驗。花點時間回想一些人生中美好時刻的片段，或許是你參加過的某個活動，或許是和家人朋友共度的時光。當你這樣做時，可能會在心中重新見到那個畫面；你可能會用話語和概念描述那段經歷；如果那段記憶非常深刻，你也可能在身體上感受到相關情緒，例如喜悅和快樂。從另一個層面來說，如果運用適當的工具檢測，我們會發現心智對事件的重新體驗，會帶來全身神經和生理的微妙變化。

這些身體變化意味著壓力以及強烈的情緒反應，是由我們的想法引起，而非外在事件。例如，想像自己嚐一小塊檸檬角。當你想像的時候，或許會注意到自己的嘴巴嘛了起來，甚至分泌唾液，但事實上當你讀到這個段落時，身邊可能沒有檸檬，所以這個反應是怎麼發生的？類似這樣的因果關係，也發生在更為複雜的心智歷程和生理改變當中。對我們自己嚴厲的批評或憂慮未來的恐怖事件，會對我們當下的身心安頓有實質影響，因為我們的身體對這些心智事件的反應就彷彿它們正在發生一樣。

身心（bodymind）或心腦（heartmind）這樣的字詞一直用來傳達這種二元一體的現象。無論你是否選擇使用這些詞語，體認到心智和情緒事件與有形身體是會交互作用、相互影響的，這個事實對於理解壓力相當關鍵。它也會讓你體認到你的想法和行為能夠創造健康和幸福的情境。

正念與壓力

正念是如何和這一切扯上關係的呢？我們從第一章就一直提到正念。現在讓我們來看看，為什麼正念和我們每天面對的壓力有實質關聯？記得我們曾說過正念就是指有意識的覺察——也就是專注。特別是指有意識的覺察你正在經驗的事物，和對當下每一刻發生經驗的反應、知覺、想法，和感覺。當你覺察到自己在壓力情境中的反應程度，就能掌握到調整反應模式的機會。例如，當有一個魯莽的駕駛在行進中猛然切入你的車道，然後又搖下車窗對你大吼大叫，還比出不雅手勢，你的本能反應可能是自我防衛，馬上對他罵回去。然而，你也可以這樣想：「哦，這個人真的很可憐，他只能把不滿發洩到一個陌生人身上；我想要跟他一樣嗎？」你可能會產生同情心，不跟他一般見識，微笑地向他揮揮手，讓這個魯莽的駕駛人切進你的車道。

如果你意識到自己有哪些習慣會強化壓力，就能夠迴避這些本能的反射動作。任何改變的第一步就是覺察，而正念練習讓我們培養出這樣的覺察。把更細緻的覺察帶到一個情境內，可以幫助我們不因為過度反應而讓情況更加惡化。這也讓我們在當下更能善用多元的內在資源，用更有創意的方式回應，而呈現出我們智慧的深度。我們將在第四章更詳細地談論這個主題。現在我們主要是希望讀者理解，你個人的內在已經具備正念的能力，而這個能力能夠透過個別的靜觀練習來發展並增強。我們會在本書中詳細加以介紹。

壓力與癌症

在本章一開始我們概述了一些研究結果，顯示長期壓力可能增加罹患普通感冒和流感的可能。大家也對壓力是否在罹患癌症與癌症病情的發展上扮演某種角色感到好奇。到目前為止，還沒有人知道這個問題的答案，但你可能想知道一些值得關注的細節。這樣的研究基本上把焦點放在壓力與癌症發生率（誰較可能得癌症）或病程（一旦得了癌症，病情的發展過程）是否有關聯性的問題上。

壓力與癌症發生率

想像一下你會如何回答這個問題：壓力會導致癌症嗎？你可以問許多罹患癌症的人，「你在生病之前壓力大嗎？」並且把他們的答案和沒有罹癌的人相比較。你當然看得出這個做法的問題所在。如果有人這樣問我們，我們當然會說，「嗯，我很確定我的壓力一直很大；畢竟我得了癌症！」事實上，我們從嚴謹的研究裡發現，這樣的回憶確實會發生偏誤。同時，我們還需要考慮到，問題裡面提到的事情可能發生在多年之前。你怎麼記得當時發生了什麼事？所以回憶法並不適用。

比較好的研究方式是找到一大群人，先假設其中一些人在以後的某個時間點會罹患某些疾病，然後問他們一連串問題。你必須詢問他們的壓力程度、情緒、家庭的疾病史、癌症的其他危險因子，然後等待，看看之後會發生什麼事。當然，你要等很長一段時間，才能收集到罹癌個案的足夠樣本數，這樣的研究通常也所費不貲。你小心翼翼地把所有其他關於癌症的危險因子考慮進來，特別是和高壓力值或某種人格特徵相關的因子，包括飲食、吸煙、飲酒、體能活動、所曝露的環境和職業相關的致癌物、家庭史和基因。你應該也感覺得到這種研究的困難度和耗費的大量時間、金錢。

儘管如此，一些這種類型的大規模研究已經完成，也有回顧這些研究的文章發表在期刊上。在伯特・賈森（Bert Garsen）的文章〈心理因子與癌症發展：三十年後的研究結果〉（Psychological Factors and Cancer Development: Evidence After 30 Years of Research），統整了前述使用嚴謹控制的前瞻性設計（prospective design）的研究。他的回顧文章涵蓋了70個研究。賈森把模糊的「壓力」概念按照它們在這些研究中被測量的方式分成明確的向度，包括生活的壓力事件（離婚、疾病、失去工作、計畫、孩子離巢）、失落事件（失去孩子或配偶）、社會支持、伴侶關係的品質、性格、因應型態（coping style）、和痛苦、憂鬱，以及精神診斷的測量。這裡每一個因子在理論上都被視為對癌症發展有潛在衝擊。

賈森有什麼發現呢？儘管在每個細項上都有研究發現個別因子和癌症的關聯性，但整體上並沒有清楚的證據指出生活壓力事件、哀悼和失落、社會關係或痛苦、憂鬱症狀和罹患癌症之間的相關性。例如，在檢視14個以憂鬱程度來預測癌症的研究中，有7個研究發現憂鬱程度能預測癌症罹患率，但也有7個研究結果是憂鬱程度無法預測。這便是回顧一系列文獻的重要之處，而不是僅參考一、兩個研究所得出的結論。無論你站在哪個角度，都有既有的文獻可以佐證你的論點。

壓力和癌症存活率

相較之下，當論及壓力或其他心理因素是否在罹癌後的存活率扮演某種角色時，答案就比較清楚。這類的研究在操作上也比較容易。研究所需要的樣本數比癌症發生率研究少許多，而研究所需的時間也通常較短；但仍然需要控制大量的重要背景因素，除此之外，由於癌症並非都以相同方式呈現，所以還需要考慮到接受的治療型態，以及癌症本身的性質（腫瘤的大小、階段、等級、淋巴結狀態、擴散等等），以及癌症的種類。

例如，乳癌是一種受荷爾蒙影響，且對內分泌敏感的癌症。如果壓力影響荷爾蒙的分泌量，我們就可以假設壓力會影響荷爾蒙相關的癌症，例如乳癌或前列腺癌，但不會影響到無關荷爾蒙反應的癌症，例如肺癌或腦癌。同樣地，飲食習慣會影響結腸、直腸癌，而吸煙會影響肺癌，所以這些因素都必須列入考慮，特別是當人們壓力程度較高或較憂鬱時，他們也更可能會抽煙或有不良飲食習慣。你可能會下這樣的結論：有肺癌且有憂鬱症的人，會比有肺癌但沒有憂鬱症的人更快死亡，但他們死得快的原因其實是他們煙抽得多（因為他們比較憂鬱）！嚴謹的研究要把這些因素都納入考量，但你可以想像控制這些變異的困難度，因為有這麼多的因素會影響存活率。

有些證據指出癌症確診後，有些心理因子對存活率的影響至關重要，例如社會支持。一九九五年，伊麗莎白．曼努莎（Elizabeth Maunsell）和同事在蒙特婁的研究指出，二二二四名剛得知罹患乳癌的女性被問到，她們在手術後三個月是否有人可以聊私人問題。研究者之後追蹤這些女性長達七年，同時控制了大量不同的醫療和心理因子，發現沒有訴說對象的女性，存活率只有百分之五十六，而至少有一類傾訴對象（例如配偶、孩子、朋友、同事，或健康專業人士）的女性，則是百分之七十二。這個結果顯示，與你生命中的重要人士分享你的煩惱有很多好處。

你也可以在其他的書或雜誌上讀到針對某些壓力因應型態的研究，例如「奮戰精神」。在一九七九年的研究中，史帝芬．葛瑞兒（Stephen Greer）和他的同事發現，有奮戰精神或否認態度的女性，存活率較用壓抑性的承受（stoic acceptance）或無助態度來因應的女性更高。然而，隨著時間過去，這些發現並沒有其他研究結果加以支持。儘管如此，葛瑞兒的發現仍然可以成立，在賈森的研究回顧裡發現，十個研究中有六個的結果顯示，無助、絕望、悲觀，都與疾病的負面發展有關。

我們從中學到了什麼？是不是每個人只要「掛著一張笑臉」，病情就會有起色？這當然不是我們的主張。我們知道假裝的情緒表現，無論心理上或生理上都於事無補。面對癌症時，經常感到痛苦、憂鬱，甚至絕望都十分正常。我們並不是要鼓勵你只要「保持樂觀」，並壓抑不快樂的想法。

在這裡很重要的另外一個研究發現，情緒的壓抑（repression）或抑制（suppression）也與癌症的不良預後有關。在賈森的研究回顧中顯示，壓抑會造成癌症的不良預後這個假設，在八個研究中有五個獲得驗證。情緒壓抑是否認負面的情緒，不只是對他人，甚至可能是對自己；而情緒抑制是刻意逃避，不想擁有、面對，或不讓別人看出來你有負面或困難的情緒。這些行為似乎都對存活率有不良影響。當然，這些資料並不是最後的結論，但目前的研究證實了長期以來心理學家的臆測。人若能放開心胸表達困擾他們的情緒，面對情緒，解決問題，甚至臻於處之泰然的境界，通常會有較佳的感受和結果。我們見證了許多人在面對癌症這樣的挑戰時，也能夠體認到這樣的可能性。

但是如果你盡了一切努力，癌症還是持續惡化呢？是不是錯在我不夠努力？當然不是。癌症的惡化牽涉到許多因素，連生物學家和腫瘤科醫生都無法完全了解，這些都是你沒有能力控制的。就最小範圍來說，癌症的種類、大小、侵略性、你的家庭史、你所接受的治療，和你能忍受治療的程度，都扮演某種重要的角色。

壓力調適

之前我們談到每個人的壓力反應模式都有其獨特性，而某些人面對困難的生活情境時，似乎較其他人有更好的調適能力。其中一個原因是，適應良好的人可能採用了更有效的因應模式，或者是在正確的時機使用正確的因應型態。我們想要在這裡強調幾點。首先，並非所有的因應型態都適用於所有情境。再者，情境和因應策略之間的搭配至為重要。

思考生活壓力事件的一種有效方法，是把他們大致上分為無法控制和某程度可控制的兩類事情。例如，你不能控制是否會塞車，但如果你覺得交通可能壅塞，你能控制是否早點出門上班。處理可控制的和不可控制的事件時，最佳法則也有所不同。當你對事件有某些程度的掌控能力時，最好的因應策略是問題焦點處理（problem-focused solving），也就是做些事情解決問題。如果問題是你經常上班遲到，試著早起、前一晚先把衣服和手提包整理好、做好準備，家裡其他人就不會耽誤到你的時間，並且預留足夠時間提早出門，即使你碰巧遇到塞車，也能夠準時到達。

如果問題是無法控制的，最好的策略是情緒焦點的因應（emotion-focused coping），意思是處理壓力所引起的情緒反應，因為你無法改變情境本身。舉例來說，要等好幾個小時才能看到醫生不是你所能控制。身為一個癌症病人或照顧他的人，你可能遇過約診時間已經到了，但還是坐在候診室等了很長時間，當你的名字沒有被叫到，越等心裡越焦躁、不安、挫折：「這些人到底有什麼問題啊？我能做點什麼讓事情變快嗎？我還有事情要做，還有地方要去；我不能整天都待在這裡啊！」你會越來越氣憤，那又有什麼用呢？無論你高興或痛苦，你都要坐在那裡等待。現在你該注意到那些冒出來的情緒，運用正念技巧並善用策略處理這些不舒服的感受。

癌症歷程中有許多無法控制、無法預期的情況。大多數人都已經具備成熟的問題解決技巧，但很少人知道如何因應未知和無法控制的情況。我們會在本書裡會花很大一部分的篇幅教你如何做。

【第二部分】

「正念取向癌症療癒」課程

第三章

課程開始

現在你已經有一些關於「正念取向癌症療癒」課程起源和理念的背景知識，可以開始學習正念練習的實際內容。我們可以把正念想成兩類來幫助理解，通常稱為「大M正念」（big-M mindfulness）和「小m正念」（little-m mindfulness）。「大M正念」指的是存在於世界的一種方式，它跨越你人生行住坐臥的每個瞬間；你可以對此有所覺察，也可以不知不覺。這並不是針對某個具體的活動或場景，相反地，「小m正念」是指你在一天當中刻意預留一段時間來練習正念，就像學習彈鋼琴時，你會撥時間練習一樣。正念也需要透過反覆練習來掌握技巧。基本上，你練習「小m正念」以增強在現實世界中覺察的可能，缺乏高強度且規律的「小m正念」練習，是無法臻於「大M正念」的境界，所以我們就從這裡開始。

目的、注意力和態度

如果你正在讀這本書，那很明顯的，你有興趣學習正念。你之所以被此一概念吸引，可能因為你正承受來自壓力、疲勞、疼痛或噁心等不適感覺的折磨。不然就是飽受其他想法的折磨：憂鬱、焦慮、對未來憂心忡忡，或者隱約覺得人生應該更美好、更有意義。這個時候，問問自己下面這些問題可能會有幫助：為什麼我要做這件事？我學習正念靜觀練習的目的是什麼？針對靜觀的研究顯示，人們通常會達成他們想達到的目標，而且目標會隨著時間改變：丹納．夏比洛（Deane Shapiro）在一組資深靜觀者中發現，他們靜觀的目的從最初的自我調節，轉變為自我探索，到最後變成自我解脫及服務人群。原本想調節情緒和管理壓力的人，不僅達到他們想要的目標，並更進一步朝自我探索和超越自我的方向邁進。

我們訪問了在開放式團體裡靜觀多年的罹癌者，討論這個問題。他們說靜觀練習最初是為了控制一些特定的症狀，例如緊張和壓力，但之後的練習卻逐漸聚焦在靈性和自我成長，所以把最初的目標看成是努力方向，而非想達成的結果，或許會更有幫助。

順著此一思惟，我和蕭娜・夏比洛（Shauna Shapiro）以及其他幾位研究者一起發表了一篇論文，提出「ＩＡＡ」的模型，來表示靜觀的**目的**（intention）、**注意力**（attention）和**態度**（attitude）。I代表靜觀的**目的**或動機，我們非常強調在課程開始前先想清楚做靜觀練習的目的。這個目的或許會隨著時間改變，而且改變幅度可能很大，從想要學習觀照自己所經歷的壓力症狀並放手，到想為所有生命創造一個更美好的世界。釐清靜觀目的的另一項好處，就是能加強靜觀的動力。當你提醒自己某樣東西很重要時，你便更有動力去承諾，為它付出。在考慮了目的和動機之後，你需要退一步看，才能把不強求的態度運用到你的練習之中，接下來我們會再做說明。而模型中的第一個A是指**注意力**，這是正念練習最重要的一個元素，在練習產生任何效果之前，都要很專注。第二個A是指你努力實踐的**態度**，在這裡我們要強調正念練習是溫和的養生之道，而不是嚴酷、冷峻，或規矩嚴格的修行。

◎有益的心態

準備開始正念練習的時候，不僅要記得為什麼要練習（目的），和實際上要做什麼（注意力），你所展現的練習態度也相當重要。有些對練習有幫助的態度，包括在第一章中提過的不論斷，以及無論發生什麼事都採取能創造友善、好奇和開放氛圍的態度。

保持彈性，接受你個人的侷限，以及真實世界加諸於你的一些狀況，這些態度也同樣重要。我們用訓練小狗來比喻：如果你的小狗亂跑，你會輕柔且和善地把牠拉回來，笑著對牠可愛、傻頭傻腦的滑稽模樣搖搖頭。你知道牠只是做小狗會做的事，不能因此責備牠。我們的心智也是一樣：常恍神、胡思亂想，大部分時間都不太守規矩，那就是心智原本的樣子，你的心智大概也不例外。它們可能正在角落作亂（心智和小狗都會這樣），這可能真的讓你很生氣、很沮喪，但如果你養過狗，就知道最好的回應是溫和地給予牠持續的關注，這也適用於思想和心靈。

你即將開始進行的課程，是要訓練心智、身體和心靈以一種新的姿態存在。課程雖然很簡單，但並不表示很容易，很多人一輩子都在精進這些技巧。下面所列出的練習態度，是出自於喬・卡巴金博士所著之《正念療癒力》中的建議，這些態度能幫助你開展這段旅程。

不論斷（nonjudgement）：正念是以溫和的態度做為發展基礎，對個人經驗做中性的見證。你必須能意識到不斷湧現的評斷和批判性想法，然後試著退一步，用不評價的立場，看到事情既不「好」也不「壞」，只是原本的樣子。

耐心（patience）：有耐心表示你理解並接受事情有自己的發展時間表。人們往往對自己最沒有耐心，認為自己「應該」保持頭腦冷靜，停止思考，或者克服讓自己心煩意亂的事。大自然有「自己的心智」，耐心以對能讓你單純地觀察身心隨著時間自然開展。

初心（beginner's mind）：初心能幫助你訓練你的心智，以初次體驗般的新鮮心態來看待事物，見識當下的豐盛。如果你覺得自己什麼都知道，就沒什麼值得探索了。用初心看世界，喜樂會在我們周遭顯現如新，使我們彷彿孩童般，擺脫陳舊的期待。

信任（trust）：生活在充滿專家的年代，可能會讓你開始懷疑自己，但你天生就是最了解自己的專家。有關自我成長的問題，向自己的情緒和直覺敞開心扉，比用外界任何權威的意見來看問題都要來得更好。在靜觀練習中，如果你感覺有什麼不對，請留意並檢視自我感覺。相信直覺、自己最初的智慧、善念，和脫困的能力。

不強求（nonstriving）：正念練習不同於其他人類活動，不是為了特定目標或終點，只是純粹將心智導向單純地「存在」，而非有所作為。除了意識到自己原本的樣貌之外，沒有其他目標。靜觀練習的弔詭之處在於，唯有放棄朝向特定目標或結果邁進，才有可能達到想要的目標。

接納（acceptance）：接納事物本來的樣貌。也許你不喜歡，但如果那是事物本來的樣子，就讓它呈現原貌。承認人生的真相是真正改變的第一步。透過接納，你不再掙扎想要改變超越你能力控制範圍的事，也從否認自己的負擔中解脫。

放下（letting go）：放下，也叫做「不執著」（nonattachment），是正念練習的基礎，包括認知到經驗千變萬化的本質並接納它。人類很容易去執著於我們某部分的經驗，拒絕接受其他部分，這是受苦的根源；放手能讓我們在必然變化的人生中活得更和諧。

你看了上述這些態度後，或許會覺得我們想要你徹頭徹尾地改變。從某個層面上來說，的確。這些態度是因應失衡人生的某種解藥，直指中庸之道。它們大部分和西方文化的教導背道而馳，但你是有選擇的。我們記得有個參加課程的學員很認真地向我們抗議：「可是，這只是一個八週的課程！」沒錯，但這可能是你會持續一輩子的事。也許落實這些態度最佳的方式是思考其對立面：你可以像我們建議的，成為一個不評斷而包容的人，或者反其道而行，成為一個愛批評、缺乏耐心、剛愎自用，拒絕接受真相的偏執控制狂——這是你的選擇。

玩笑話不多說，雖然有時候課程中建議的這些態度讓與癌症共處的人感覺不是很好，你可能覺得我們建議你消極地接受診斷和預後，又不做任何努力改善現狀。但其實不全然是這樣；在正念的脈絡中，接納是指以事物真實的樣貌來看待它。如果你正與癌症正面交鋒，就不要拒絕承認你得癌症的事實。接受，並不代表你一定要喜歡它，或者成為那個樣子，只是如果事情已然如此，視而不見又有什麼好處？如果你不願意承認你正面臨挑戰這個事實，要如何往前走呢？

同樣的道理，「不強求」也不是要你帶著恐懼整天坐在靜觀墊上。我們之前提到的「目的」，感覺上好像一種欲求。「無為」其實很弔詭，因為實際上達到目標的唯一方法，就是一確立目標便鬆手，讓它漂浮在背景中，將你的努力放在學習如何單純保持「存在」這個狀態，而不是去做任何事。「試圖放鬆」的例子很能說明這個狀態，你可以對自己說：「我必須要馬上放鬆！」然後很努力想要放鬆，但是我們可以保證這個方法行不通。唯一可行的方法就是真正拋棄「想要放鬆的意圖」，不做任何事，僅專注於讓一切沉澱。當然，在你腦海深處還是想放鬆，那可能會發生，也可能不會發生，重要的是要學習接受不好的結果。如果無法接受，只會帶來更多掙扎，努力卻適得其反。所以，當你開始靜觀時，請學著接受事物當下本來的樣貌。

想像你面前有一杯渾濁有淤泥的水，讓水變得純淨的唯一方法，就是靜靜放著，淤泥終將沉澱到杯底，變成一杯清澈的水。但你不能搖晃杯子來加快整個過程，或試圖施加外力來讓它變清澈，那只會造成反效果。此原則同樣適用於身心放鬆，你只需挪出時間練習並保持信念，不用多做什麼。

重新認識事物

現在我們來做一個練習，藉以喚醒初心，看待事物彷彿第一次接觸。這個練習是喬．卡巴金博士所設計的，和後面的練習一樣，你可以先看練習指導語，之後再按指導語自己練習；你也可以現在拿葡萄乾來，第一次讀著指導語同時做練習，進行過程中隨時把書放下，慢慢地完成練習。你也可以請其他人唸指導語，然後你照著做；或者你也可以錄下自己或別人的聲音來播放。重複做這個練習，並觀察每次的經歷有什麼不同。

練習 3．1 以正念吃葡萄乾

拿出一顆葡萄乾放在手心。現在你要像以前從來沒見過這個東西似的，初次體驗它。事實上你確實從沒見過「這一顆」葡萄乾。花些時間進行這次探索，利用幾分鐘或者更長的時間完成。現在，用你所有感官注意這個東西。

從視覺開始，注意它是什麼形狀、什麼顏色，以及它的體積大小。用拇指和食指拿著它，然後注意當你把玩葡萄乾時，光在它表面形成的反射，顏色和光線的細微差別。

現在閉上雙眼，只用手的觸覺來體驗。你感受到它的重量嗎？摸起來是粗糙、光滑、黏稠、堅硬，還是鬆軟的？你有感覺到它表面的紋路嗎？均勻嗎？試著用手指撥弄，注意其形狀和質感有沒有變化。

然後慢慢地把葡萄乾移向你的鼻子，聞聞看。有氣味嗎？你會怎麼形容這個味道？是甜甜的、泥土味、鹹鹹的，還是有霉味，或者它根本就沒有氣味？你的身體對這個東西的氣味有沒有反應？觀察你的嘴巴和腸胃，看看身體有沒有反應。對於這個物體，你的大腦產生什麼想法？過去你和這個東西有交集時，可能產生了喜歡或者不喜歡這個東西的記憶，可能是愉快的或不愉快的記憶，只要留意一下自己產生的任何反應，然後回到這個感官體驗。

現在把葡萄乾靠近耳朵，它會阻隔聲音進入你耳中嗎？它自己會發出聲音嗎？當你用手指頭滾動它時，會發出聲音嗎？你覺得聽一顆葡萄乾很可笑嗎？先接納這所有的一切。

現在，慢慢地用葡萄乾接觸你的嘴唇，感覺和你用手掌或指尖碰觸有什麼不同？當你準備好時，打開你的嘴，把葡萄乾放進去，讓它在舌頭上停留一會兒，它給你什麼感覺？是光滑的、粗糙的、沉重的，還是輕巧？注意舌頭馬上知道如何靈活地來回移動它，注意那個想要咬下去（或者吐出來）的衝動。

當你準備好時，咬下去，注意葡萄乾湧出的味道，和牙齒咬破它表皮的感覺。

當你慢慢咀嚼這個東西時，注意它質感的改變、它停留在舌頭不同位置的味道，以及想要吞下去的衝動。當你咀嚼夠了，就吞下去吧！你能感覺它從食道進入胃裡嗎？注意口中的餘味。你能感覺到現在的你增加了一顆葡萄乾的重量嗎？

這個練習強調初心，把熟悉的事物當做第一次接觸來體驗。這樣吃葡萄乾的感覺怎麼樣？嚐起來味道如何？很多人都覺得這是吃起來最好吃或最美味的葡萄乾。這跟你平時吃葡萄乾的方式有什麼不一樣？也許你習慣抓一把葡萄乾塞進嘴裡，隨便嚼個兩、三下就吞下去。如果你經常用這個練習中的方法吃葡萄乾呢？會不會吃得更少，卻更享受食物？我們建議你嘗試用這個方法吃一餐飯，每吃一口就放下餐具，或許閉上眼睛，每一口都細嚼慢嚥，在拿起餐具吃下一口之前先留意口中食物的質感和味道。你可能要花更多時間吃飯，但我們相信保持正念品嚐，會讓你更加享受餐點。

關注呼吸

呼吸是一個無比強大的方法，是靜觀、減壓和正念的好友。我們通常選擇呼吸做為正念練習時注意力的焦點。把注意力集中在呼吸上的好處是：呼吸永遠存在，無論你在哪裡，做什麼事情，只要活著，就得呼吸。正因為如此，在任何時候用呼吸來進行正念練習都沒有問題。呼吸永遠存在，也可能正因為如此，大多數人很少關注它。它或許有點無聊：吸氣、吐氣，吸氣、吐氣，一再重複。事實上，當你開始關注呼吸時，它會變得出奇地有趣。我們現在就開始練習。不用改變呼吸的方式，只要注意它。花一些時間嘗試下面這個練習：「正念呼吸」。

練習 3・2 正念呼吸

讓你自己舒服地坐在有直立靠背的椅子上，身體才不會陷下去。坐直身體，調整姿勢讓自己感覺放鬆又保持警覺。現在將一隻手輕輕放在肚臍下方的小腹上。（這時你可能會責怪自己沒上健身房；請拋開這個念頭！）另一隻手放在胸部上緣，大約在胸骨上方。現在，閉上眼睛注意自己的呼吸。不要用任何方式控制它，只要注意它。

當你吸氣的時候，可以默念「吸」；吐氣的時候，可以默念「吐」。當你呼吸時，注意兩隻手的感覺。其中一隻手有沒有比另一隻手起伏次數更頻繁？你感覺哪個部位運動幅度較大？是不是其中一隻或另一隻手根本沒有動？與吐氣時間相比，吸氣時間有多長？兩者的長度差不多還是不太一樣？哪個比較長？每次吐氣、吸氣之間有沒有停頓或間隔？呼吸的流動順暢嗎？是否有時候會波動或停頓？

當你注意呼吸時，呼吸是否發生了細微改變？如果有，那是怎樣的改變？請你隨著呼吸靜靜坐著，注意你是否開始分心，在計畫、擔心或想到任何其他事情。當你注意到自己恍神時，請將注意力拉回呼吸上面。你坐著時能不能意識到身體其他部位，例如頸部、肩膀或手臂的壓力，或是心跳和胃部蠕動？幾分鐘後，讓你的手落在身體兩側，張開眼睛，把注意力帶回房間。

你在做這個練習時發現什麼？很多人發現他們會試圖用某種方式呼吸，因為他們覺得那種呼吸方式比另一種好，所以批評的想法就出現了，例如我的呼吸太淺，我的呼吸不夠長，或者不夠深等等。這個練習不是要你用任何方式改變呼吸，你能照著指導語做嗎？不是很容易吧？很多人說，僅僅關注呼吸本身就會帶來某些變化，例如呼吸變慢，或者放鬆的感覺增加。不過這不一定適用於每個人，有些人覺得關注呼吸後反而更難呼吸，或者讓他們覺得慌張。這些經驗都很正常，不需要擔心。在注意呼吸時，分心是另一個經常出現的情況，通常是短暫的幾秒鐘。請記得，集中注意力是一門需要經常練習的技巧，如果你持之以恆地練習，就能集中注意力更長時間。一旦你對自己過於苛求，請想想小狗的例子。

◎橫隔膜呼吸

在提醒你不用改變或批評你的呼吸之後，我們要教你一些有助於放鬆和集中注意力的呼吸方法。這並不表示其他呼吸方法不好或有錯，只是目的不同。我們用的這個方法有很多名稱：「橫隔膜呼吸」（diaphragmatic breathing）、「腹式呼吸」（abdominal breathing）、「腹部呼吸」（belly breathing）或是「深呼吸」（deep breathing），這和瑜伽中的「完全呼吸」（complete breath）相似。圖3．1能讓你更理解，當深呼吸時橫隔膜肌肉是如何運作的。

橫隔膜是肌肉薄膜，橫越人體腹部，分隔肺臟和腹部器官。當你深吸一口氣時，橫隔膜肌肉會下降，像風箱一樣將空氣吸入肺裡進行氣體交換，排出二氧化碳，吸進氧氣，然後跟著血液在身體內進行循環，供給所需部位氧氣。當橫隔膜下拉時，腹腔內的器官受到擠壓，因此腹部會凸起或者擴張，你可以用手感覺到這個變化。相反地，當你吐氣時，橫隔膜會上移，使空氣排出肺部，腹部就順勢內縮。

當我們做正念呼吸練習時，許多人覺得起伏主要來自上方，所以應該是胸腔擴張。這可能是因為我們學會縮小腹，所以導致腹部並未隨著呼吸擴張，也有可能是姿勢不良造成的結果，使呼吸不通暢。如果經常這樣呼吸，你就不能完全將肺部的氣體排出，也不能將空氣充分地納入肺葉，結果就是呼吸效率不彰。以這種淺層方式呼吸，每次呼吸時只有部分空氣能進行氣體交換，充滿氧氣的新氣體無法完全取代充

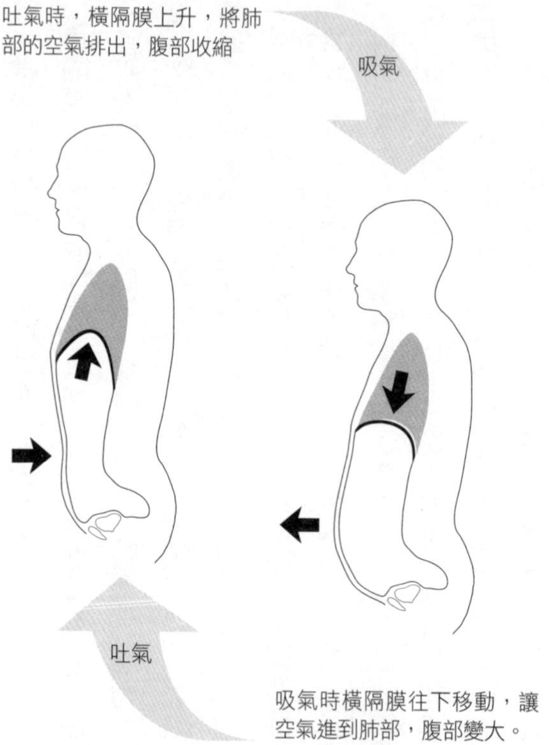

圖3.1　橫膈膜呼吸

滿二氧化碳的舊氣體。有效率的動脈血液氣體交換，能夠讓身體發揮最佳效能。氧氣被肺囊吸收，進入血流，並被攜至到各個肌肉和器官，包括大腦。除了提供身體養分之外，緩慢的深呼吸還能刺激部分神經系統的作用，讓你放鬆且感到平靜，稍後會對這方面有更深入的探討。現在我們建議你使用這種新呼吸方式來增進平靜而敏銳的狀態，例如，準備要靜觀時，或在瑜伽練習中想要調和呼吸和身體時，你可以做幾個緩慢深沉的腹式呼吸，展開接下來的練習：身體掃描。當然，你也可以隨時練習這個有益的呼吸方式。

身體掃描

身體掃描是一個最基本的練習，也是「正念取向癌症療癒」課程中第一個正式的靜觀練習。在這一章先前的呼吸覺察訓練中，你可能已經注意到，將注意力保持在呼吸上不是件容易的事，這是一個微妙、重複，而又容易分心的過程。

身體掃描的練習則將其他身體感覺也做為關注的目標。有些人覺得把注意力放在某個實體較容易，像是腳尖或手肘，而不是呼吸本身。我們用身體掃描做為正念練習的開始，主要是在強調我們將學到的所有靜觀練習都是發生在身體裡，正如我們所說的「落實在身體中」。我們的社會強調理智，而且很重視思考、大腦和頭部，但是我們的身體才是我們採取行動的所在。每個心智狀態都會呈現在身體上，每個情緒或思想也會在身體迴響。我們將在下一章針對這個主題有更多討論。

雖然身體在我們的生命中至關重要，但我們卻很容易忘記它。我們常常引用喬伊斯（James Joyce）的短篇小說《都柏林人》（*Dubliners*）書中一個小故事〈憾事一樁〉（A Painful Case）中的角色達菲先生（Mr. Duffy）說的一段話：「他住得離他的身體有點距離。」我們當中很多人可能也是這樣過日子！每天過生活，很容易忽略自己的身體。我們疏遠了身體，以致於沒有意識到自己如何呼吸，或者什麼時候肌肉變得緊繃。疾病也會讓我們更疏遠自己的身體。

身體掃描以一種既疼愛又溫柔的方式，讓我們重新認識自己的身體。特別是如果你罹患癌症，可能覺得身體背叛了自己，你竭盡全力善待它，卻還是得了癌症。你可能很氣自己的身體，也可能因為手術或其他治療讓身體不同於以往。現在，是時候重新學習和你的身體做朋友了。這輩子你只會擁有這個身體，它再怎麼不好，也帶你走到了今天。身體掃描讓你對自己的身體敞開心扉，接受它的樣子，擁抱它的缺憾與全部。注意下面的指導語，以及書中幾個靜觀的指導語，我們有特別標示，提醒你應該休息一、兩口氣，再繼續下一步。以這樣的方式進行，這個練習大概需要三十到四十五分鐘，但你也可以做得更久一點。此外，和書中其他練習一樣，我們用的是建議的語氣而不是命令，我們盡可能少用代名詞（像是「你」和「你的」），以強調意識是高於個人的主宰。我們建議你先錄下身體掃描的指導語，這樣你隨時都可以聽。經過練習後，便能不靠指導語來導引自己做身體掃描了。

練習 3．3 身體掃描

身體掃描練習邀請你進入並停留在一種放鬆而覺察的狀態，一種似乎睡著卻又很清醒的狀態。記住，當你深度放鬆時，你就扮演了積極且強大的角色，擁有療癒身心的力量。找個舒適的地方躺下，一個你能安靜休息的地方，躺在地墊或地毯、床鋪，或是躺椅上。用靠墊或枕頭支撐身體，讓自己更舒適些。

現在躺下，臉朝上，在這個舒適又自在的地方仰躺休息，或許讓眼睛輕輕閉上，開始感覺身心交託給地面堅實的支撐，可以調整身體讓它完全伸展、胸口敞開，手臂放在身體兩側，打開手掌，掌心朝上，雙腿舒服地分開，讓兩腳因為本身的重量自然地朝兩側打開，找到一個舒服的姿勢。

現在，靜靜躺一段時間，只剩下氣息、能量和意識的流動，放掉任何想改變現狀的念頭，讓事情完完全全地按照原來的樣子呈現。

盡可能跟著一起做，留意身體的感受、感覺，在這過程當中心思若有任何活動，注意並放開任何論斷或批評的想法，對任何身心經驗保持覺察和開放。記住，感覺沒有對錯，感覺就只是感覺，只要單純接受並允許任何感覺產生，認知到這一切都是正常的。

現在將注意力慢慢轉移到呼吸的起伏和流動，按照它的方式，跟隨它自然輕鬆的節奏。當空氣吸進吐出的當下，可以用內在意識體驗肋骨和腹部的律動節奏，升起、降下，升起、降下……意識到自己放手了，身心放鬆了……清涼的空氣吸入……溫暖、濕潤的空氣呼出……吸……吐……。

現在將注意力慢慢移到右腳掌和右腿，或許可以從腳趾頭開始，感覺每一根腳趾和趾間的縫隙，注意身體這個部分所傳達的任何感覺，例如麻麻的、暖暖的，或是涼涼的感覺。感覺它的大小或形狀，可能只有一點點或完全沒感覺，這些都很正常，無論有什麼感覺，全都留心感受。接著把這些全部放掉，將注意力轉移到下個區域。注意腳，腳跟、足弓、腳踝、小腿肚、脛骨，直到膝蓋，膝蓋的背面、兩側、正面。現在，跟著下一次吸氣，讓整隻小腿和腳都被注意力充滿，感覺其存在和能量——吐氣，讓小腿在意識中消融，化為泡沫。現在將注意力轉移到大腿、臀部，前面和後面，再一次，只是注意、感覺、接受、放下，然後繼續將注意力移往下一個部位。留意任何被注意到、經驗到、感覺到的東西，讓意識探索身體所有部分，不管出現什麼感覺、想法、記憶，在意識中經驗它，然後讓它走。

現在，在下一次吸氣時，將整隻腳當成是一個整體，感覺它，用意識充滿用它，從外圍到核心，從腳趾到臀部，然後吐氣，讓所有感覺消融。

消融在意識之中，然後讓注意力轉移到左腳掌和左腿上，花些時間做轉換，意識到這一側的任何感覺，帶領意識通過腳趾，每一個趾頭，每一個表面，腳掌的內側和外側，腳背和腳底，感覺骨骼和肌肉，形狀和能量，感覺整隻腿。現在，在下一次吸氣時，讓注意力感覺整條腿的所有覺受，然後放下這些覺受、使之消散。然後，再一次轉移你的注意力。

現在來到骨盆，注意任何緊繃或緊張的地方，用注意力加以釋放。開始探索骨盆腔，從骨盆底部、生殖器、臀部、髖部，直到腰部，每次呼吸時，釋放任何累積的壓力和緊繃，在這些敏感又脆弱的部分，意識到對外界封閉和開放的能力，容許這個狀態，然後放下——在現在這個安全的時刻，繼續感受並意識這裡所經歷的一切，或許意識到每次呼吸的動作或壓力變化。無論經歷了什麼，就去感覺，注意，然後繼續進行。現在，隨著下一次吸氣，讓意識充滿這個區域，然後吐氣，讓整個骨盆消融在意識中。

現在將意識轉移到軀幹、腹部、兩側、背部、下背、上背、乳房、胸部、肋骨、肩膀、手臂、雙手、手指，注意感覺這是什麼，帶著好奇心用意識探索，或許能感覺到軀幹的寬度，外形輪廓、曲線、表面，皮膚、深度、厚度、中心，然後再一次回到呼吸，空氣吸進、呼出，微微擴張、收縮，接下來，吸氣，讓意識充滿整個軀幹，然後吐氣，意識消融並且轉移。

現在讓注意力轉移到頸部、喉嚨、臉頰、頭皮、耳朵，兩耳之間的空間，眼睛、鼻子、嘴巴。緩和並釋放所有壓力，讓下巴舒緩，舌頭在嘴巴裡放鬆。

現在，隨著下次吸氣，感覺能量或意識從頭頂灌入，或許像海豚一樣，通過氣孔，然後意識灌注而下，貫穿身體，充滿全身，徹底洗淨，以能量的形式，激勵、淨化、啟發。讓能量灌注而下，然後在往外吐氣時，讓它從腳底離開身體，成為一個能量的渠道，灌注、盤旋、充滿，然後清空，現在輕輕鬆開，在意識中停留，意識到存在的全部。現在，感激此刻的完整，所有奇蹟在此滿足，就是現在這個樣子，一個存在的奇蹟。現在靜靜地休息一會兒，放開，滿足於你現在的狀態，再次放開，化入沉靜和覺察之中。

幾分鐘後，輕輕喚醒自己。在今天度過的時光中，你的生活中，無論任何時候，請記得，你可以帶著平靜和舒適的感覺，去停駐、暫停、放開，然後駐足在意識中。

留意身體掃描之後你感覺如何。雖然沒有一種正確的感覺方式，但通常大家會有安祥的放鬆感覺或專注感。有些人發現自己分心睡著了，因為這樣的冥想練習會帶來一種深度放鬆的體驗。

這個練習的目的，其實更接近「睡醒」，而不是睡著，雖然你覺得放鬆，但還是很清醒。如果你發現自己昏昏欲睡，可以試著在不同時段進行這個練習（最好是飯前而不是飯後，或者早晨起來時做），或是練習的時候坐直，練習時睜開眼睛而不要閉上。有時你可能注意到自己分心了，你可以選擇重新集中注意力、重頭開始，或者從記得的地方接下去練習。

有些人發現身體掃描增加了他們的焦慮感，或者把焦點放在他們一直不願意面對的身體形象問題上。例如，莎拉五十五歲，已婚，罹患乳癌，她發現做身體掃描，往上移到乳房部位時，她的焦慮感就會逐漸增加。兩個月前她曾接受手術移除一邊乳房的腫塊，留下一個疤痕，每當她舉起手臂，都能感覺到疤痕的緊繃和拉扯。她覺得這個疤痕非常醜陋，紫色皺皺的。莎拉一直避免讓先生看到那個疤痕，甚至自己也試著忽略它。當團體指導員帶領冥想到這個位置時，莎拉可以感覺到身體緊繃，並且焦慮感跟著升高。但她注意到這個現象時，她試著跟隨指導語只注意身體的覺受。她試著保持呼吸平順，卻發現眼淚慢慢從眼角滑落，不由自主地啜泣。

她的身體無法像從前一樣，她對手術所經歷的折磨以及自己永遠不會再變回以前的樣子這些事，感到巨大的失落和哀痛。對她而言，這是療癒過程的開始。日復一日，每當她做身體掃描時，注意自己乳房的遭遇變得容易些，直到最後她的哀悼止息，開始對自己身體所承受過的磨難，有了溫柔善意的回應。

如何練習這些技巧

起初有很多需要學習的事，我們建議剛開始每天挪出一段特定時間練習身體掃描，通常是大約三十分鐘。然後，每天嘗試按照指導語練習，刻意把不論斷和接納的態度運用到練習當中。你也可以開始注意自己吃什麼，以及吃東西的方式，目標是每天有意識地吃一頓飯，不受電視、收音機和報紙等等的干擾，這是另一種照顧自己身體的方式。在任何覺得緊張或浮躁的時候，你可以用腹式呼吸，有意識地把氣息移到小腹，放慢呼吸，並調整呼吸節奏。在開始練習下一章提到的坐姿靜觀練習前，至少練習身體掃描一到兩個星期。

第四章
壓力因應

我們在第二章討論了壓力反應，描述了身體經驗到壓力所產生的反應。我們要你回想一下自己習慣的壓力反應模式，並且把這些症狀視為線索，練習第三章的方法（例如腹式呼吸）來進行減壓。這一章我們會更清楚地區分典型的壓力慣性反應（reaction）——面對壓力事件時，你可能自發性地做出的習慣性反射行為；以及更有意識、更覺察的壓力因應（response）——思考並謹慎地因應眼前的壓力。你將會看到，這個不同的方式對你今後日常生活中面對例行瑣事或是重大挑戰時，會很有幫助。

對壓力的反應和因應

我們用圖4・1和4・2說明典型的壓力反應，以及你將在這個課程中學到的壓力因應，兩者之間有何不同。這些圖表改編自卡巴金《正念療癒力》一書中第十九章。

◎壓力反應

在圖4・1「壓力的反應」中，圖的上方是外部壓力事件。這些事件可以是任何事，從約會遲到，得知癌症診斷，在所得稅截止前一刻才報稅，或像照顧年邁的父母這樣的長期事件。外在壓力事件的關鍵點在於事件本身並無壓力，而是下一步，你對其重要性的評估，才決定了你將外在事件知覺為壓力與否。同時，你的看法也決定了

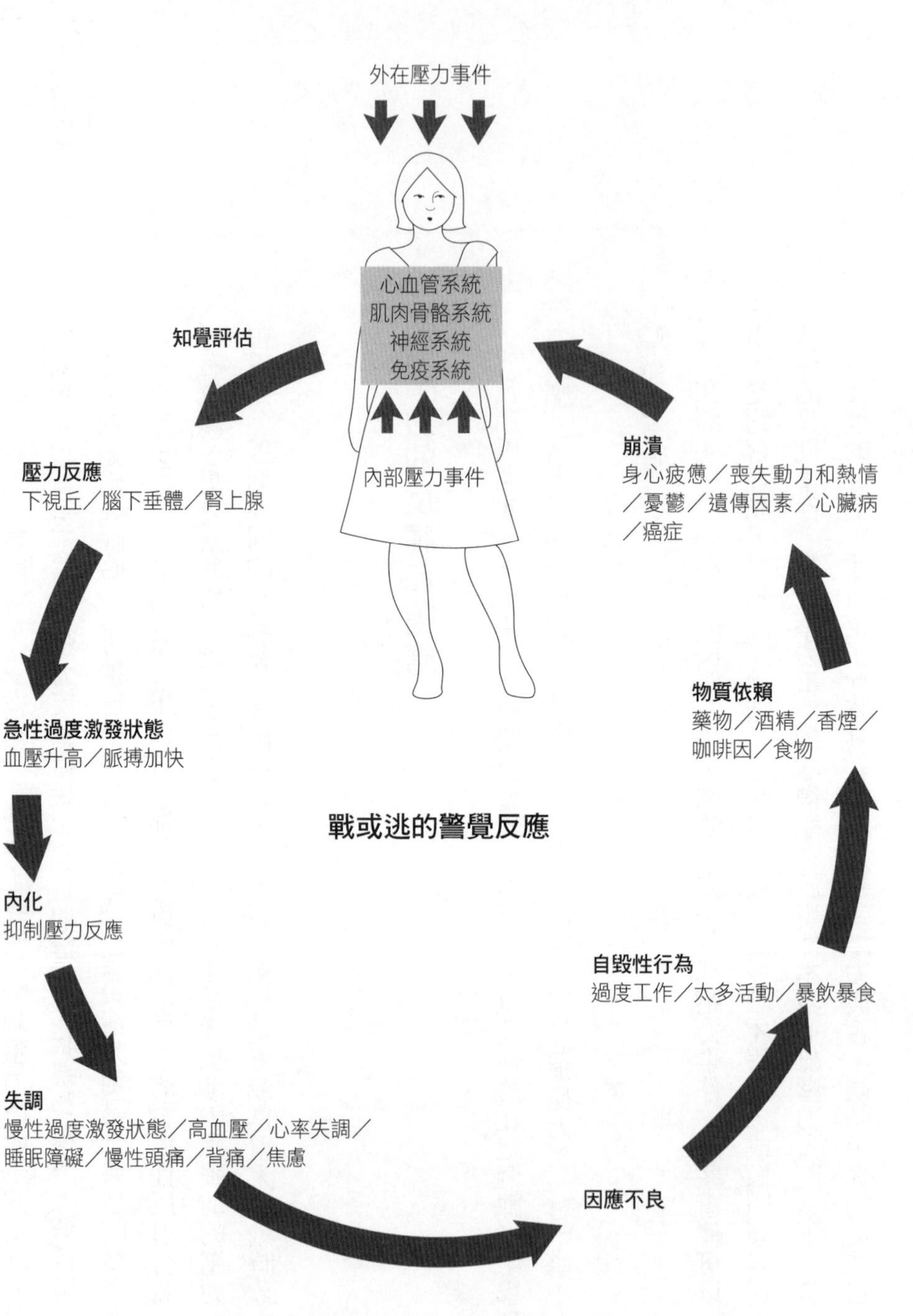
外在壓力事件
心血管系統
肌肉骨骼系統
神經系統
免疫系統
內部壓力事件
知覺評估
壓力反應
下視丘／腦下垂體／腎上腺
急性過度激發狀態
血壓升高／脈搏加快
內化
抑制壓力反應
失調
慢性過度激發狀態／高血壓／心率失調／
睡眠障礙／慢性頭痛／背痛／焦慮
因應不良
自毀性行為
過度工作／太多活動／暴飲暴食
物質依賴
藥物／酒精／香煙／
咖啡因／食物
崩潰
身心疲憊／喪失動力和熱情
／憂鬱／遺傳因素／心臟病
／癌症
戰或逃的警覺反應

圖 4.1　壓力的反應

身體對這個事件的反應。

這個知覺和評估的過程既迅速且自發，你甚至常常意識不到它的發生。當然，遲到會造成壓力，如果你一直想著：「大家在等我！」但不是每個人都會對相同事件感受到一樣的壓力。有些人可能會想：「好吧，我給每個人打個電話，讓他們知道我會晚點到，不用擔心！」當然，幾乎所有得知癌症診斷的人都會覺得有壓力，但不是每個人都以同樣的方式經驗這個事件。有些人覺得得罹患癌症無疑是被判了死刑，他們的反應和那些知道癌症有百分之九十存活率的人不同。我們會在第七章探討更多我們對事件的解讀，我們是如何敘述自己的故事的。現在，只要知道「評估」這個步驟，對之後整個循環所扮演的角色非常重要，這就夠了。

◎生理反應

無論是意識上或潛意識裡，一旦你做了決定，事件的壓力有多大，身體就會激發等比例的壓力反應。記得第二章提過的攻擊或逃跑反應嗎？圖4．1就是一個人的壓力反應被激發後所反應的位置。如圖4．1所顯示，你的心血管、神經、肌肉和免疫系統，都會開始進入備戰狀態，導致如心跳加速、血壓升高、手心冒汗和肌肉緊張等身體症狀。你的身體準備迎戰，如果你的對策不太可能獲得安全或成功的結果，你就準備迅速逃跑，能跑多快就跑多快。因此，為了將血液供給四肢，血液會流向手臂和大腿，心跳因此加速，血壓升高。同時，你的血液會暫時撤離消化系統，這種平常的任務可以稍後再執行。等到緊急狀況消失，才能回來處理如吃飯、消化和休息等日常生活的家務事。如果你面臨的壓力都是急性且有時間性的話，這個系統會運作得相當稱職。

但萬一你感受到的壓力一直如影隨形怎麼辦？萬一你經驗到的壓力是來自你腦海裡的想法，而非外在環境的真實威脅時怎麼辦？試想，如果面臨的是與癌症為伍、照顧年邁的親人，或者長期擔憂某事這類的壓力，可能持續幾個月甚至幾年都不會消退。在這樣的情況下，人們會如何面對呢？第一線的防禦機制可能只是把壓力推開、淡化、壓抑，或者否認問題的嚴重性：「是的，這當然不容易，但我沒事。」這就是圖4．1所說的「內化」（internalization）。不幸地，內化只是把困擾驅離意識層面，但是煩惱的情況並沒有獲得根本解決，很容易再被激發（reawakened）。將壓力內化能把觸發事件從我們思想的舞台中心移除，然而還是持續影響我們的生理、感覺方式和我們的行為。

如果無法維持平衡，日常壓力的生理反應會變成長期且更嚴重的問題。你或許會開始體驗到失調（dysregulation）。失調表示許多身體系統失去平衡，可能造成持續性的高血壓、心跳異常（例如心律不整），對身體造成其他破壞性的影響。身體處於高度激發狀態和自我調節機制紊亂都會產生一連串問題，導致晚上難以平靜，無法獲得適度睡眠，也會使你面對的問題更複雜。此外，長期肌肉緊繃容易導致頭痛、背痛，和身體其他部位的疼痛與不適。

◎行為反應

一旦身體處於這樣消耗的狀態，你就會開始承受一系列長期處於過度激發狀態的後遺症，你可能願意做任何事換取一夜好眠或放鬆。通常在這種時刻，人們會訴諸老方法：酒精、香煙、安眠藥，或者是有安慰效果的食物，像是冰淇淋或薯片。而購物往往也是很多人暫時的救贖。如果你發現自己偶爾陷入其中一種反應模式，誰能責怪你呢？這些方法都簡單、合法、容易、常用，也被社會接受，再加上似乎真有那麼一點幫助。

而那些想要避免使用這些方法的人，可能會把自身的問題埋藏在長期過度操勞和忙碌中。其中的某些行為（例如工作狂）還經常被表揚，並且能夠得到財務和職務上的回饋。事實上，如果你不是經常忙碌或者疲於奔命，有些人還會質疑你是不是在虛度人生。但是否認問題、利用物質或者其他方式來掩蓋問題，不能處理問題的根源，或解決你身體內持續的生理反應。

◎後果

所有這些行為其實都只是捷徑，能短期解決問題的方式常伴隨負面影響。如果你再看一下圖4．1，最後一個箭頭指向「系統崩潰」。身體只能承受一定程度的負擔和壓力，最後總會付出代價。會如何發生，大部分取決於你的基因組成，和既有的先天體質或缺陷。有些人罹患心臟病或成癮的風險較高；有些人則可能較容易得憂鬱症。任何人都有可能感到精疲力竭，無法承受快節奏的生活。很多癌症患者求助於減壓課程，因為他們逐漸開始認為壓力對免疫系統的衝擊讓他們罹患癌症。有些人懷疑不健康的行為反應模式，是他們罹病的原因。

如同我們第二章的討論，關於壓力和癌症兩者間有直接因果關係的看法仍有爭議。我們知道一些在長期壓力影響下所形成的不健康生活方式（例如吸煙和喝酒），對癌症發展有影響，但還有很多其他決定因素。我們絕對可以說，大部分的人都願意竭盡所能降低自己罹癌的機率。雖然沒有人能保證提高抗壓力或改變壓力因應的模式，能讓你實現此一目標，但是我們很肯定地知道這些改變不會傷害你，反而會讓你變得更快樂，更享受人生！下一個部分，我們將呈現一個不同的模式，做為這個每況愈下的壓力反應的另一選擇。

◎壓力因應

你也對圖4．1中的循環感到失望。我們現在要介紹你認識另一種方法，叫做壓力因應（stress response）。或許你覺得在那個向下盤旋的惡性壓力反應循環中難以跳脫，但你可以走很多其他的路，或者繞道避開那條路。事實上，在圖4．1中每個交叉路口，我們都可以告訴你一個相應的出口。

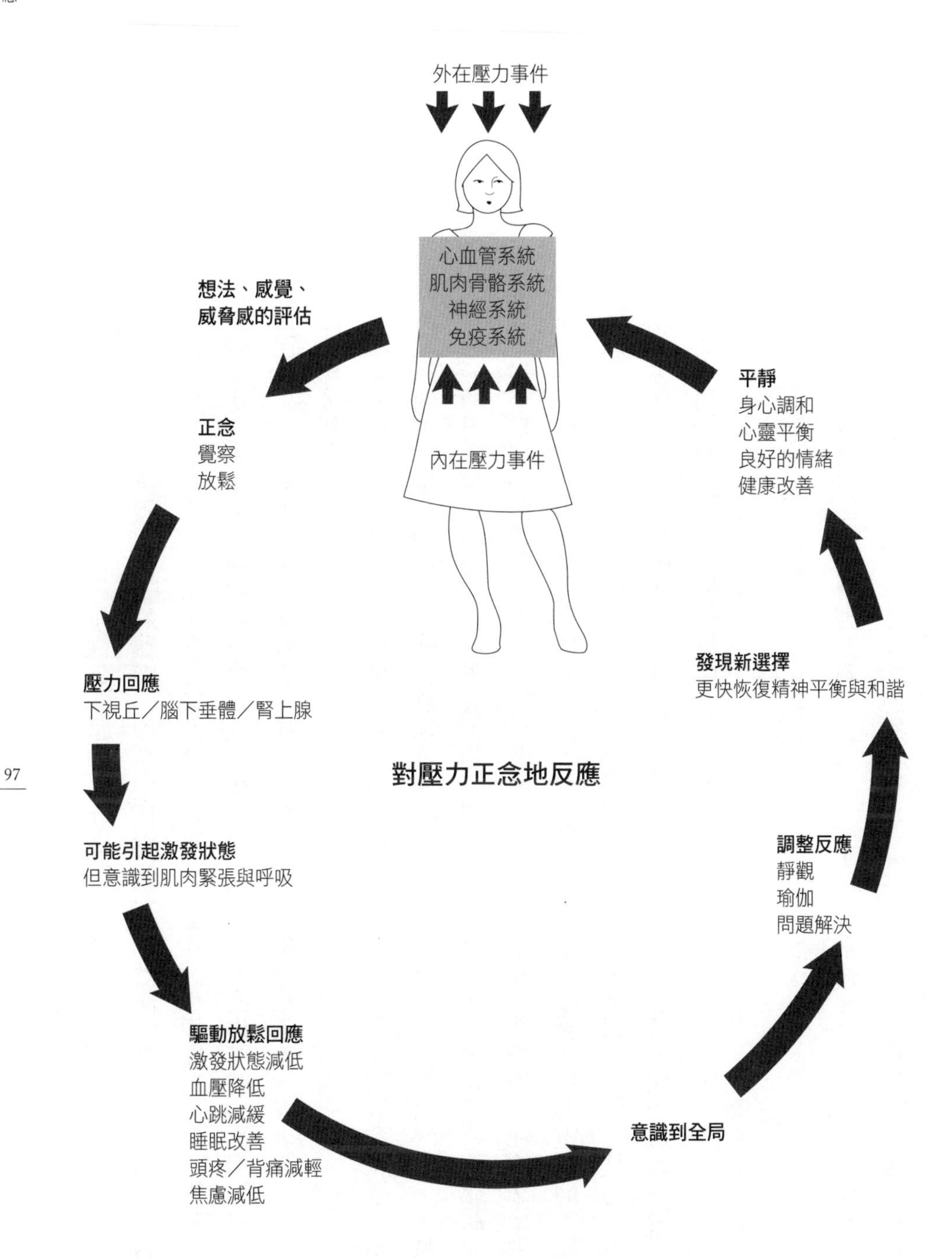
外在壓力事件
心血管系統
肌肉骨骼系統
神經系統
免疫系統
內在壓力事件
想法、感覺、
威脅感的評估
正念
覺察
放鬆
壓力回應
下視丘／腦下垂體／腎上腺
可能引起激發狀態
但意識到肌肉緊張與呼吸
驅動放鬆回應
激發狀態減低
血壓降低
心跳減緩
睡眠改善
頭疼／背痛減輕
焦慮減低
意識到全局
調整反應
靜觀
瑜伽
問題解決
發現新選擇
更快恢復精神平衡與和諧
平靜
身心調和
心靈平衡
良好的情緒
健康改善
對壓力正念地反應

圖4.2　壓力因應

在圖4．2中，我們也是從外在壓力事件開始，這些事件無所不在，永遠都有交通阻塞、工作的挑戰、健康的顧慮，和需要你照顧的人。然而，第一個步驟，你對情況的知覺和評估，將因採用正念覺察而獲得益處。只要注意你現在有一個決策點，可以突破現狀，尤其是在我們思考模式陷入泥沼而不假思索做出決策時。你可以停下來對自己說：「好吧！我現在要做出選擇：我可以把這件事當成災難，或者我可以決定我能處理這件事。」

即使你決定這個壓力是自己可以處理的，仍然可能會引起瞬間的激發狀態，相較於認定這個壓力是一個爆炸性的災難來說，認定它是自己可以處理的情況之下，激發狀態可能顯得短暫而不顯著。除了心理和生理上的激發之外，你也會保持對此狀態的覺察，最終採用不同的因應方式。你可能深呼吸讓自己平靜，然後帶著你的想法坐一會兒，或者打電話和朋友分享你的感受，而不是跑去酒吧、冰箱或你的電腦前，埋藏自己以逃避問題。你可能看見自己沒有想過的解決方案，透過採用不同的技巧，或許可以減少你的壓力反應模式，找到一個平靜而平衡的地方。最終，你能透過練習學會更快地走完這個流程，也更常採用這個因應過程。

◎面對壓力如何減少「反應」，增加「因應」

如果你發覺自己還是會因為對壓力的反應而失控，別擔心。第一步就是開始注意這個情況什麼時候發生，然後立即運用一些正念的方法。你以前可能沒注意到自己的反應，直到驚覺自己對超車到你前面的司機吼叫還罵髒話；這很正常。這時，花些時間把車子停在路旁，閉上眼睛，然後深呼吸。注意你身體的感覺：你可以感覺到心砰砰跳、手心冒汗，全身因憤怒而發抖嗎？請停在這種感覺之中。當你留心身體的感覺時，它們有沒有發生變化？你能讓肌肉放鬆、心跳減緩嗎？

當生理反應褪去，問你自己：「為什麼我會那麼心煩？這不是我的錯，是那個司機粗魯且不體諒別人，我心裡原本就有很多事，今天有很多事情要做。我能夠有不一樣的反應嗎？我發脾氣，誰才是最受罪的人？」另一台車的司機可能受到驚嚇，或是覺得尷尬，而你卻讓自己遭受了憤怒並給身體壓力的悲慘經歷。你本來可以不用太在意，繼續前進。有個病人跟我們分享，憤怒的想法就好像你給自己下毒，卻期待其他人死掉。如此強烈的反應，其實是你給了其他人掌控你感覺的大權，你真的想要放棄那個權力嗎？

這種練習可能需要花很長的時間。做出反應，然後仔細想想為什麼你會有如此強烈的反應，以及了解你在這個過程中的感受。最後你會越來越快注意到壓力反應爆發前的情緒累積，如果情況允許，在形成過程中先攔截。當然，如果有一輛疾速火車衝向你時，你不會停下來深呼吸，壓力反應在一些情況之中是有用的，但如果在一個戰或逃都不適用的情境，或許最好學會在發作前先降溫。正念提供一個將療癒反應帶入這個循環的切入點。

我們對乳癌和前列腺癌患者的研究之中，在病人完成主要治療後，追蹤他們壓力荷爾蒙可體松（cortisol）和免疫系統的炎性細胞因子（inflammatory cytokins）的數量，做為檢測壓力因應的測量指標。我們發現課程結束之後，一直持續到十二個月以後，這些物質的數量在「正念取向癌症療癒」的參與者身上，顯著地降低。我們無法精確了解這對疾病的預後有什麼影響，但是這明確地指出，參與學員調節生活壓力的能力更好了。

正式和非正式的正念練習

上一章我們介紹了正念的態度，和比較正式的正念練習：身體掃描。下面我們將介紹另一個正式練習：坐姿靜觀（sitting meditation）。但一開始，了解「正式」和「非正式」正念或靜觀練習的區別很重要。正式的靜觀是你預留出一定時間，在一個特定地點，然後告訴自己：「現在我要開始靜觀了」，這和第三章介紹的「小m正念練習」的概念一致。

這樣的練習非常重要，會教導你有紀律，並確保你能投入足夠的時間學習這項新技能。就像學習其他任何技能，例如彈鋼琴或打網球，你不可能一夜之間變成大師。你需要花許多時間練習音階和接發球，才能達到基本程度的水準。同樣地，靜觀也需要數週或數月的練習，才能讓你在一段時間內維持某種程度的當下意識。你必須訓練你的心，正式練習能幫你達到這個目的。

但是如果你只是坐在墊子上時有覺察和有意識，其他時間卻沒有練習；如果你靜觀時很仁慈而包容，卻在其他時間對家人朋友毫不留情又挑剔，這又有什麼用呢？這就是非正式練習，或者說「大M正念」發揮作用之處。非正式正念練習是讓你任何時刻都記得要使用意識和覺察的態度生活。你總是可以停下來調整呼吸，注意身體的感覺，然後選擇放慢速度、深呼吸、放鬆肌肉，不再做白日夢，然後以完全的意識、開放的心態和接納的態度投入活動中。

你常錯過以友善、全心全意傾聽和有耐心的態度來呈現自己的機會，而被匆忙和疲憊占據？這些機會總是存在。非正式的正念練習，就是要開始把更多覺察帶進你每天的活動中，並且採行正念的態度，例如放慢腳步和接納自己、他人，以及事物本然的樣貌。當你面臨令人沮喪又無法改變的情況時，請告訴自己：「它本來就是這樣。」那當然是正確的，它本來就是這樣，你可以選擇怨懟，然後讓自己的日子難過，甚至傷痕累累，或者就實實在在接受本來的樣子。順帶一提，**事物總是不斷變化，所以不要太習慣它的某種樣貌！**

正式和非正式的訓練相輔相成，如果沒有同時擁抱兩種方法，不可能真正實踐完整的正念練習。在正式練習中，你有機會與浮現的不舒服情緒一起坐下來，以不同於日常生活紛擾的方式處理。例如，你可以選擇在意識中讓沒耐心的情緒停留，而不是百般拉扯想讓事情按照你的方式改變。正式練習是你日常生活中具體而微的表徵，所以任何日常生活中挑戰你的事情，通常也會在靜觀練習中出現。這太棒了！當你腦海中浮現那些舊模式的時候，不用感到沮喪，你反而可以說：「太好了！歡迎你，急躁！歡迎你，悲傷！現在我有機會練習與你們共存，看你們到底是什麼樣子，不用急忙想把你們趕走。」令人驚訝地，你可能會發現，急躁、悲傷或你遇到的任何妖魔鬼怪，除了要你接受它們的本來樣貌之外，完全不需要你做任何事情，最終，它們都會消逝或轉化。

所以這個對正式練習的重新學習和訓練，能為你每天的非正式練習帶來新想法和信心。你可能自己會想到：「我注意到我現在真的很生氣，想要對某人咆哮，但在昨天的靜觀中，我感受到生氣也沒有什麼大不了的，這個感覺最終也會消失，或許我只要深呼吸而不是吼叫，事情就會好轉。」你可能會對結果感到驚奇。

◎坐姿靜觀

很多人認為坐姿靜觀是正式練習的核心，所以他們幾乎只用這種方式練習。當然，坐只是一種姿勢，而你心中所體驗的東西卻大相逕庭。下面我們將介紹坐姿與基本的正念意識。我們通常從呼吸的意識開始，然後再擴展到其他感官經驗、感覺和意識。

◎坐姿

讓我們從基本姿勢開始。首先，你不用在地上把腿盤得像麻花一樣來靜觀。你可以坐在一張直立椅背的椅子上、靜觀專用的凳子，或者在地板的墊子上。坐在對折起來的瑜伽墊上也很舒服，或者坐在軟被子或地毯上，確定你的膝蓋和腳踝下面有足夠的填充物，然後在你臀部下面放個墊子增加高度。如果可能的話，可將雙腿交叉，膝蓋貼放在地板上，這樣你的膝蓋和尾椎骨就形成一個三角形。如果你盤腿而坐，但膝蓋懸空的話，用毯子或枕頭疊起來墊在下面支撐膝蓋，可以避免肌肉過度緊繃。如果你坐椅子，試著移到椅子前緣，或反向操作，將整個臀部往後挪到椅背，要坐直，而不是癱坐在椅子上。雙腳緊實地踩在地面上，兩腳間有適當的距離，讓膝蓋和臀部平行或者低於臀部位置。

不論採用哪一種姿勢，都可以把雙手放在膝蓋或腿上，手心向上或向下，注意每個姿勢帶來的感覺變化。骨盆底部有兩塊粗大的坐骨，位置應該在墊子或者椅子上，骨盆略微向前傾斜，可以維持下腰椎的弧度，你就不會駝背或整個人滑下去。這個姿勢也幫助你打開胸腔，你的坐骨至少要和膝蓋一樣高，這是關鍵。讓你的肩胛骨往後移，沿著脊椎往下滑，讓肩膀遠離耳朵，並且得到放鬆。在整個坐姿靜觀過程中，盡可能保持這個姿勢，但不要過度緊繃。如果你感覺疼痛，請儘量調整更舒適的姿勢，但不要因為躁動不安而不假思索的亂動身體。

◎練習坐姿靜觀

如果你能事先錄好這段指導語，或者讓其他人唸給你聽，會有最好的效果。另一種方式是，你可以先讀一段指導語，然後練習一段時間；然後接著讀下一段，再練習下一個部分。你也可以從我們的網站（www.mindfulnesscalgary.ca）買到這些靜觀指導的CD。

練習4・1 坐姿靜觀

找到一個舒適的坐姿，讓脊椎打直，頭在脖子的支撐下輕鬆地保持平衡，肩膀往後且放鬆下垂。如果坐在椅子上，移到椅子前緣，雙腳平放在地板或者墊子上。讓你的脊椎保持平衡，可能的話盡量不要靠在椅背上。如果你坐在墊子上，確認你有把臀部墊高，這樣雙腿才能放鬆，也可用墊子支撐雙腿，避免緊繃。將雙手放在膝上或腿上，手掌交疊。找到一個讓自己覺得舒服，並且可以持續一段時間的姿勢。

現在把注意力放到呼吸的吸氣和呼氣上，讓腦子放鬆並放空，不用創造任何東西，只要感受腹部隨著每次吸氣細微的升起，隨著每一次吐氣降下，讓呼吸自然運作，注意吸入和吐出，不要嘗試用任何方法強迫或控制呼吸，注意空氣每次的進出，每一次的起伏，讓自己在平穩的呼吸節奏中安定下來，讓你的心停留在那裡，感受呼吸的律動。

感覺呼吸時，用心智為吸與吐做記號，以讓注意力變得更清晰。當感覺空氣進入身體時，想著「吸」；而當空氣離開時，想著「吐」。或是跟隨胸口和腹部的感覺想著「起」或「伏」。非常輕柔，非常安靜地在心頭念著，只是與實際的感官覺受相應，注意到吸和吐，起和伏，讓注意力回到呼吸，不斷重複。

不需要讓呼吸變得特殊，每個氣息本身都很獨特，不需要讓呼吸變深或變長，或讓它和既有的呼吸方式或變化不同，因為無論如何它都會發生，只要去意識到它，一次一口氣。

或許會出神，沒有關係，或許會在想法、計劃、回憶或者擔憂的情緒中迷失，或許有一會兒沒有注意呼吸了，不需要評斷或分析，或想弄清楚為何不知不覺失神了，沒有關係，只要輕輕放開分心的事物重新開始，放開念頭，然後讓注意力回到自在的吸氣和吐氣。

一次又一次的重新開始，是這個練習的精髓，一次又一次，以耐心和平靜重新開始。

坐著感受呼吸的同時，或許注意到體內產生的感覺已經強烈到把注意力從呼吸引開，沒關係，如果發生了，不用掙扎著想把這個感覺趕走，只要讓意識完全放在這個感官體驗上，或許可以成為靜觀練習新的關注點，同時讓呼吸仍舊是隱約的定位點。

當強烈的感覺出現時，在心裡安靜地意識此刻的經驗，疼痛、發癢、刺痛和壓迫感，無論用什麼字眼描述當下的感覺都可以，但不要評判好或壞、對或錯，只要讓自己陪著感覺的變化而存在，不用執著這個感覺或者因而緊繃，以相同的意識和呼吸品質來相伴，廣闊、開放、放鬆和自由，不要試著改變或控制這些感覺，注意其變化，在不舒服的感覺存在的同時持續放鬆，不用和這個感覺對抗，也不用掙扎。

遇到不愉快的經驗時，或許會想趕走它，又或許因為它而感到憤怒或恐懼，或許因為這個不舒服的感覺而感到身體和心理緊張，這時只要注意這些反應，然後回到對那個經驗直接的體驗，在感覺變化的同時持續地放鬆。

如果抗拒疼痛，痛恨它或因為痛覺而變得緊張，試著調整或改變姿勢，有意識地做這件事，想一下要如何移動身體的每個部分，覺察地變換姿勢，以靜止和放鬆的方式重新開始，注意安定下來時感覺的變化。

只要回到呼吸中，感受當下每次呼吸的開始和結束，每次胸口升起的開始和結束，每次吐氣的開始和結束，每次腹部下降的開始和結束，與每一次呼吸一起保持在當下，就像每一次呼吸都是第一次，也是最後一次。運用這個立即的注意力，不去其他地方，也不做其他事，只是純粹停留在這裡，純粹地停留，這就是人生，就在此刻，就在這個氣息之中，吸進和呼出。

現在讓注意力的焦點擴大，從呼吸的定點，擴大到納入其他形式的意識，將呼吸當做是定錨的方式，如果注意力被過去或未來拉走，回到錨定，讓焦點轉移到對聲音的覺察，純粹地聽，不費力氣地聽，不需要讓任何事情發生，聲音完全是自己發出來的，只要純粹地聽著身體的聲音、房間裡的聲音、其他人的聲音、房間本身的聲音、房間外面的聲音，某種程度的靜默，不用讓聲音過來或離去，不用辨認或標示這是什麼聲音，不用判斷好壞，愉悅與否，不費力氣地聽，帶著覺察，當聲音出現時，聽，與之連結，任其離去，停留在當下的聲音風景中。

現在讓意識延伸，納入感覺和情緒，注意心中的情緒基調，是平靜、安詳，還是無趣、開心、躁動、悲傷、恐懼，還是不好不壞？就像對待呼吸、身體感覺或者聲音一樣，開放地面對，並覺察情緒的背景，覺察任何明顯情緒的出現，注意情緒在身體裡，在腹部、心頭、喉嚨、眼睛後面，注意情緒在身體的哪裡出現，接受每個情緒，看到起伏，隨著每次氣息的進出而變化，沒有對錯，只是單純地出現和消失。

現在對心中的想法敞開，但不要想那些念頭，純粹地看著它們起伏，問自己下個想法會是什麼？在一開始意識到心中想法的種子，看到它升起、到頂、落下，像雲朵一樣在浩瀚、清澈的藍天中飄過，看到來了又去稍縱即逝的瞬間，不論有意或無意浮現，都是來來去去，想法的背後並沒有思考者，不需被內容困住，儘管想法本身可能是很痛苦的，讓面對念頭的意識保持平衡，意識保持平靜、祥和，接受事物原本的樣子，了解你不是你的想法，了解你比這些轉瞬即逝的念頭要大很多。

最後，再次回到呼吸，單純地感受空氣進出胸腔和腹部時的伸展、壓力與流動的感覺，吸進、吐出，什麼都不用做，只是和呼吸共存，意識到每次吸氣和吐氣，甚至當干擾出現時，計畫、畫面、疼痛，全都很正常。失去與呼吸的連結時，只需要一次次的拉回來，這是這個練習的核心，一次次重新開始，以耐心與溫柔回到呼吸上面。

緩緩的睜開眼睛，結束這個練習，花一些時間傾聽當下的聲音，感受身體，看看當你走入現實生活時，能否把此練習的方法，像是對當下的覺察和連結帶進生活。

練習的時間

如果你慢慢地讀練習指導語，在停頓處留白的情況下，整個坐姿靜觀練習大概需要三十分鐘。我們建議剛開始練習的時間短一點，例如十或二十幾分鐘，但是不久後增加到坐滿三十分鐘。如果你練習身體掃描已經有一星期左右，現在是開始坐姿靜觀的好時機，和身體掃描練習隔一天交替練習。

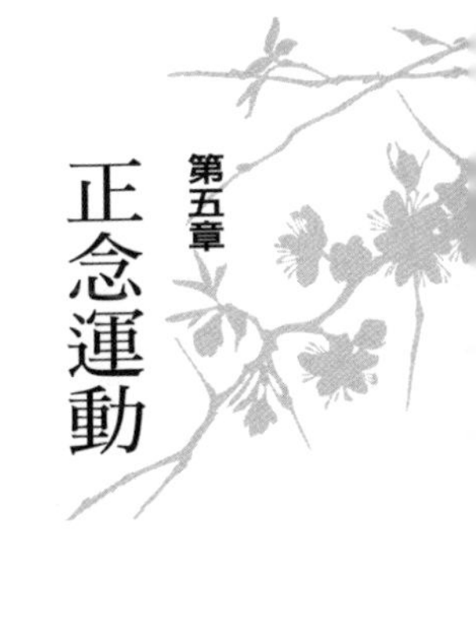

第五章 正念運動

在做瑜伽、太極或舞蹈這些運動時運用正念覺察，是很好的自我照顧方式，能在不斷變化的身心關係中，培養更高的和諧和智慧。

我們認為正念提供一種特別有效的路徑，可支持你走過康復過程，瑜伽則是其中的一種整合方法。瑜伽能幫你恢復那些因治療而受影響的身體功能，甚至比之前更好，更提供一種溫和而慈悲的自我照顧方式；你正在重新認識自己這活著的、會動的身體，和你的存在，瑜伽能為過程帶進一些喜悅。許多坊間流傳的瑜伽健康功效，例如增加靈活度、平衡感和耐力，近年來已經獲得科學驗證。

很多參加我們課程的學員覺得自己年紀太大、不靈活了，或者由於癌症治療讓他們身體大不如前，連彎到地板都有困難，更不用說做些不熟悉又有些難度的動作。如果你也有同感，不要被「瑜伽」這個詞嚇到，我們不會要你倒立，或把雙腿盤到脖子上！我們將介紹的運動練習，基本上是讓你更加覺察自己的身體。動作有多「完美」並不重要，在練習過程中，請依照你自己的能力做動作，有需要的話，可以做一些必要的調整。記得以初學者的心態，帶著探索和好奇的精神，展開這段探險的過程。

我們的一些學員曾很猶豫要不要嘗試瑜伽。有一位女士特別在意她的體重，擔心自己一旦倒在地上就爬不起來。我們鼓勵她試一試，然後她驚訝地發現，儘管她的呼吸有點沉重，而且在做完以手掌和膝蓋支撐身體的動作之後手腕有點酸痛，但她幾乎能做所有的臥姿動作，沒有太大困難。她撐著椅子自己站起來，回家以後還是堅持不懈，每天練習。在八週課程結束前，她的關節已經強壯許多，呼吸越來越不費力，並且也更容易將瑜伽姿勢做到位，連她自己都驚訝。

在這一章，我們會提供一些在「正念取向癌症療癒」課程裡教授的練習指導，讓你養成瑜伽練習的習慣。無論你是在家裡自己練習，還是參加團體瑜伽課，或是在瑜伽教室練習，這些指導都對你有所幫助。和學習其他新技能一樣，一路上有專業老師的指點會獲益匪淺。然而，善用下面的資訊，能幫助你在個人的瑜伽練習上打下堅實的基礎，讓你無論身處何處都受用無窮。

如果你以前已經練習過瑜伽，我們鼓勵你帶著全新熱情再次投入。在每一次開始練習瑜伽前，釐清你的目的，向身體致敬，並在整個過程中保持覺察，或許能讓你在老套的練習中獲得新意。保有初學者的心態可以讓你不覺得乏味，還能在整個練習過程中，注入有趣的探索感。

瑜伽的背景

首先，瑜伽是一項古老的心靈傳承。最初的起源已經遺失在時間迷霧中，但是公元前兩千年，印度的《吠陀經》中已記錄了這個詞，描述一種訓練心性的靈性發展方法。瑜伽原是從梵文的「連結」翻譯過來，意思是身、心、靈合而為一。瑜伽的詞根有套上「軛」或「馬具」的意思，傳達了瑜伽是種紀律訓練的意涵。

從古老的源頭開始，瑜伽逐漸演變為顯學，成為印度六個正統哲學系統之一。公元前第二世紀時期，瑜伽被載入《帕坦加利的瑜伽經》（*Yoga Sutras of Patanjali*），帕坦加利是一位印度聖人。雖然古典瑜伽包含一系列的倫理教化和靜觀練習，但我們會把重點放在訓練身體姿勢（瑜伽體位法）以及呼吸法，兩者的練習密不可分。

瑜伽練習的基礎

按照以下的基本指導語練習，可以協助做出正確姿勢。

◎ 安全

瑜伽練習開始前，熱身和身體放鬆很重要。只要活動活動四肢、慢慢地轉動你的關節，或隨性的手舞足蹈。瑜伽的傳統是光著腳練習。如果你穿著襪子，或者輕便的鞋子，要確保你的腳能活動自如，並且在地板上不會打滑。練習地面要平整。瑜伽墊可以幫你滿足這兩個需要，並且也容易買到。瑜伽墊有很多不同的厚度；請注意，雖然厚一點的墊子能提供更好的壓力緩衝，但可能感覺不那麼平穩，也可能在活動中卡到或扭傷腳趾。

緩慢並小心地進入與結束每個瑜伽體位，要在姿式中找到接近舒服邊緣的那個點。在那個點上，運用呼吸和重心來穩定或抗拒肌肉收縮，以耐心緩慢地促使肌肉釋放壓力，使結締組織（connective tissues）伸展，使身體能量可以自由地流動。盡你所能地，在每個當下對身體感覺和呼吸保持覺察。如果無法保持呼吸流暢和規律，便表示你應該減少在那個點上的施力度，好讓呼吸恢復規律。

特別是對於初學者來說，絕不要倉促或者激烈地逼自己投入動作當中，要注意維持關節的協調排列。在站姿中，你要能感覺到關節之間保持一定的空間，和身體上揚的感覺，而不是感到僵直或硬邦邦。要了解並考慮到自己的弱點，如果你之前受過傷或者最近動過手術，那你可能要降低某些動作的幅度，調整動作，用繃帶或護具提供支撐，或者完全避免那些動作。如果有指導老師，把你的顧慮跟老師討論一下，尋求專業指導。開始練習瑜伽之前，先和醫生討論和你健康有關的顧慮。

◎循序漸進

從簡單的動作開始，然後進展到更具挑戰性的動作。很多經典的瑜伽姿勢是很基本的。它們已流傳很久，其重要性絕對不亞於進階姿勢。我們可以把基本姿勢看成是主餐，花式姿勢當做甜點，就好像芭蕾舞者從不會停止練習基本動作，音樂家也不會停止音階練習一樣。無論你變得多麼熟練，基本姿勢都是重要的一環。

◎呼吸和動作

呼吸和動作有著自然的關聯，每一個動作都與吸氣或吐氣有關。具體來說，當身體收縮、彎曲或者扭轉時，你會吐氣。而當身體打開或伸展的時候，你則吸氣。如果你不太明白，做個實驗來判定哪種呼吸方式使你的動作更輕鬆，應該就能了解了。盡可能用鼻子呼吸是瑜伽的一個準則。有些瑜伽體位會有向側面彎曲的動作，在氣息用盡之前保留一點空氣，更能提供脊椎支持和穩定。

◎ 瑜伽連續式

不同的瑜伽體位經常以系列的方式連結，這樣的設計有互補和平衡各個姿勢的效果，串成有邏輯性的序列，從一個姿勢流動到另一個姿勢，變成一個整體。在這一章我們介紹了兩種瑜伽連續式，搭配相關圖片與說明，一種是臥姿練習，另一種則是站姿練習，就算是初學者也能游刃有餘。不久之後，你或許有興趣在瑜伽課上學習其他傳統連續式，或者把幾個姿勢放在一起，建立個人化的瑜伽連續式。

◎ 動態與靜態

你可以用動態或靜態的方式，來練習瑜伽體位法或連續式。在動態練習中，每個動作會有節奏地重複幾次，比較典型的是每呼吸一次就重複一下，或者動作從一種體位直接轉換到下一種體位。另外，你也可以在較長的一段時間內維持同一個動作，或者系列中的每個動作。在五到六次完全呼吸的時間內，讓身體適應這個姿勢，使得肌肉的反射作用（藉由限制肌肉組織活動的範圍，來保護其免於突如其來的壓力）得以鬆弛。通常，先進行動態練習，使身體為靜態練習做準備。

開始練習

瀏覽下面的圖片，了解整個體位法練習的邏輯和節奏。如果你是初學者，可能需要隨時翻閱這些圖片，直到你學會整個連續式，並且能流暢地連貫起來。我們建議你從動態練習開始，轉換到下一個動作前，先有節奏地重複每個動作三或四次。提醒自己保持覺察，意識到當下動作的感覺和呼吸是練習的核心。課堂上，我們常以瑜伽練習為坐姿靜觀做準備，但是先練習坐姿靜觀，或者只單獨練習瑜伽也可以。

整個臥姿或站姿連續式大概需要花上二十分鐘才能完成，如果你多用了幾次呼吸來維持某些體位的話，時間可能會長一點。如果你比預估的時間快許多就做完這些體位法，你可能沒有覺察地做動作並觀照呼吸節奏。如果你注意到這個情況，花一些時間隨著呼吸安定下來，然後緩慢地繼續練習。

我們團隊的老師，也針對兩種連續式製作了有口頭講解的ＣＤ。你可以在這個網站上訂購：www.mindfulnesscalgary.ca。

練習5・1 臥姿瑜伽

1. **休息姿勢：**從休息姿勢開始（見圖5・1）。
2. 手臂舉過頭伸展，並向遠離身體的方向拉長微曲的雙腳，拉長並伸展整個身體（見圖5・2）。

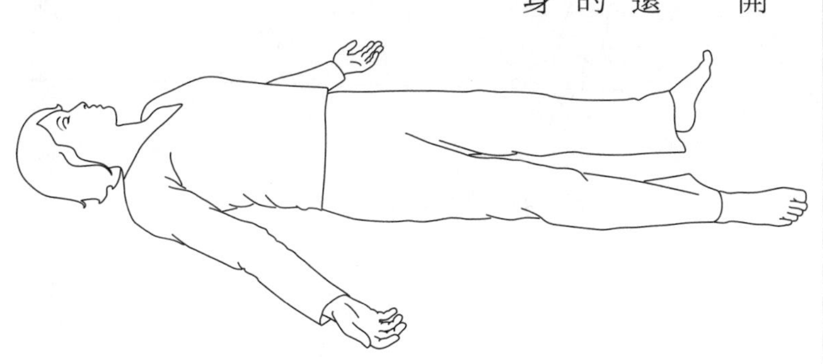

圖5.1　休息姿勢

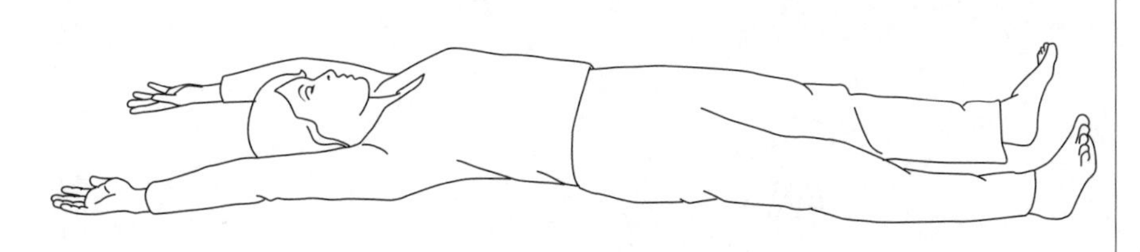

圖5.2　仰面伸展式

3. **骨盆運動**：吐氣，讓你的下背與地板平貼，然後移動你的尾椎，讓你的骨盆往腹部方向內縮（見圖5・3）。

4. 吐氣，抬起下背部和腹部離開地板，移動尾椎靠近雙腳（見圖5・4）。

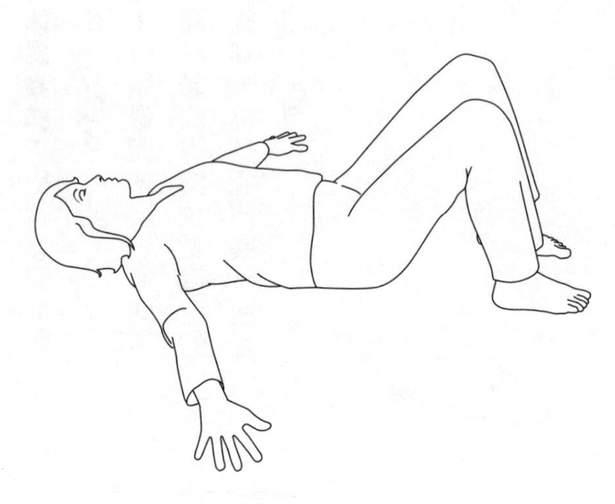

圖5.3　骨盆前抬式

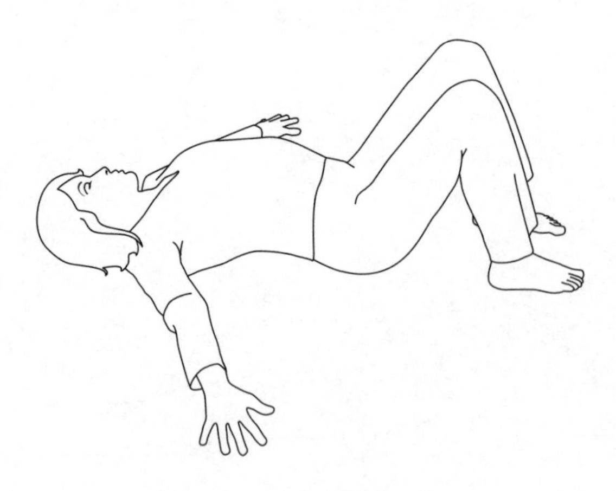

圖5.4　骨盆後抬式

5. **抱腿伸展：**雙手抱膝往胸部拉。輕輕搖晃你的膝蓋，釋放後背部肌肉的壓力（見圖5．5）。

6. 為了強化伸展效果，在吐氣的時候抬起頭。吸氣後，緩緩把頭放回地面（見圖5．6）。

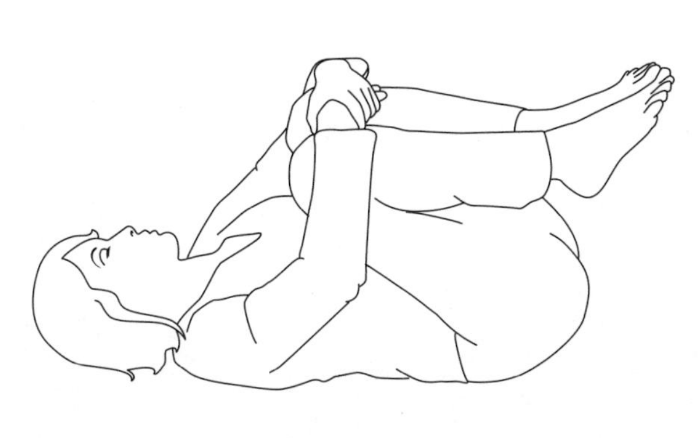

圖5.5　雙手抱膝碰胸式

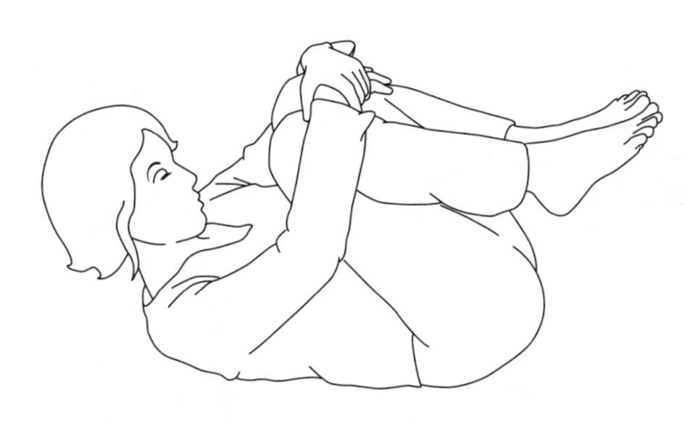

圖5.6　迎頭近膝式

7. **臀部屈肌伸展：**向胸部方向抬起右膝，並用雙手抱住，地面上的左腿保持伸展。然後換邊，伸直右腿，緩慢向胸部方向將左膝抬起（見圖5．7）。

8. 為了加強每邊的伸展效果，吐氣，頭向膝蓋方向抬起。吸氣，緩慢將頭放回到地面（見圖5．8）。

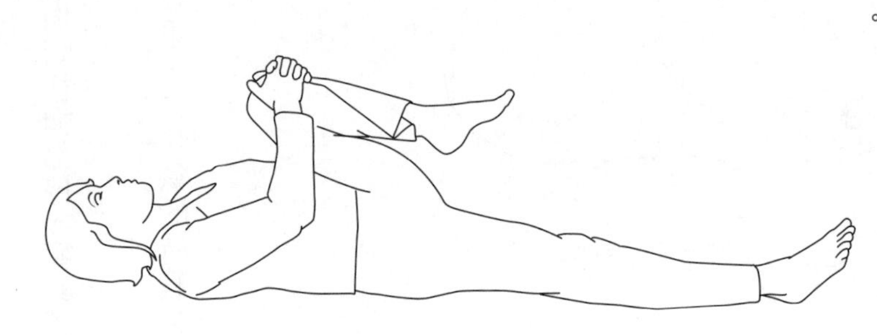

圖5.7　屈膝伸腿

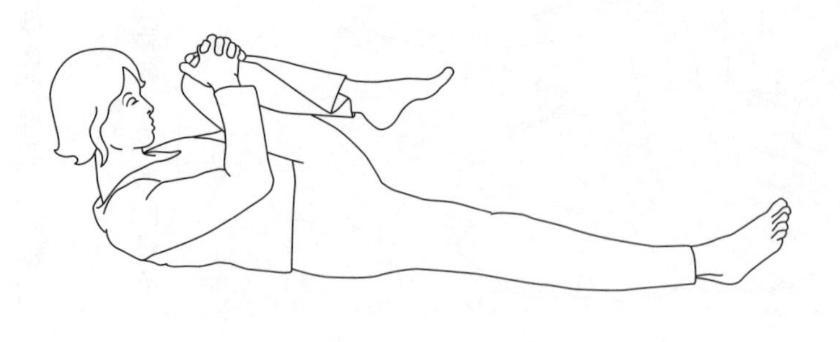

圖5.8　迎頭屈膝伸腿式

9. **貓牛式伸展：**從中立姿勢開始，用四肢支撐身體，膝蓋著地，背部放平（見圖5．9）。

10. 吐氣，像貓一樣向上拱起背部，並向下低頭（見圖5．10）。

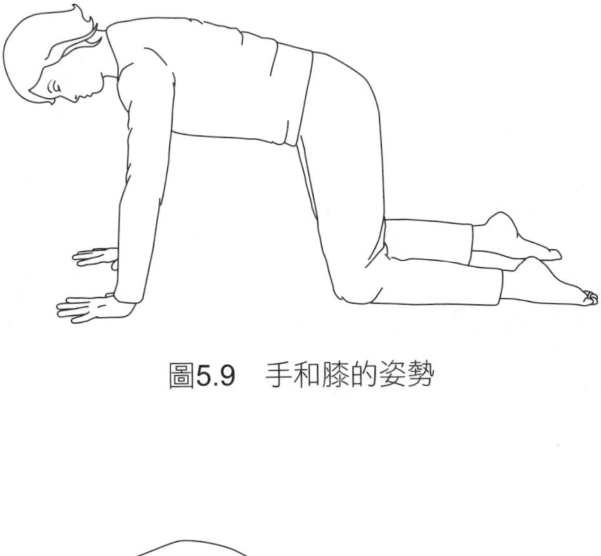

圖5.9　手和膝的姿勢

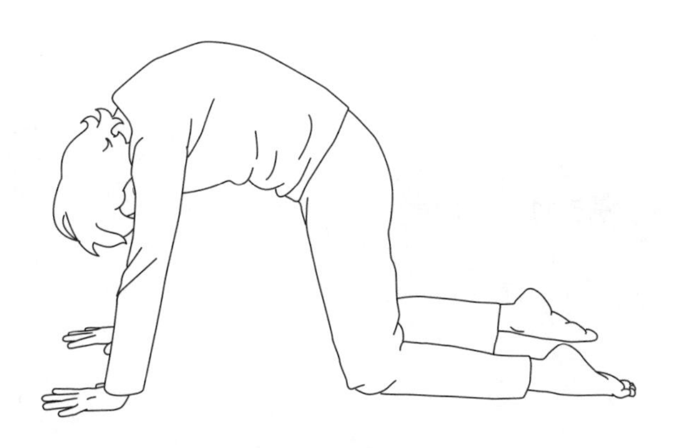

圖5.10　貓伸展式

11.吸氣，像凹背的牛一樣抬起頭，讓脊柱和小腹向下放鬆。感受到動作從尾椎開始，逐漸往上移動到脊椎，好像波浪一樣，再移動到頸部和頭部（見圖5．11）。貓式和牛式交替進行。

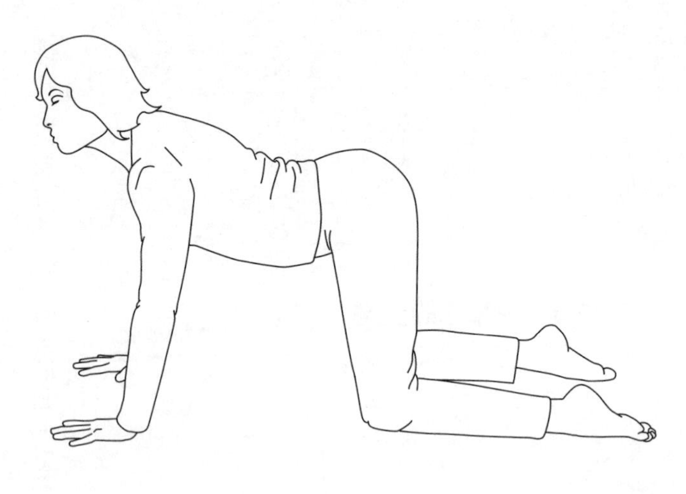

圖5.11　牛伸展式

12. **平衡姿勢：**吸氣，抬起你的右臂和左腿。一邊深呼吸一邊做動作，這樣空氣就能支撐這個抬起的動作。吐氣，放下手臂和腿，回到中立姿勢。吸氣然後換邊，抬起你的左臂和右腿（見圖5．12）。

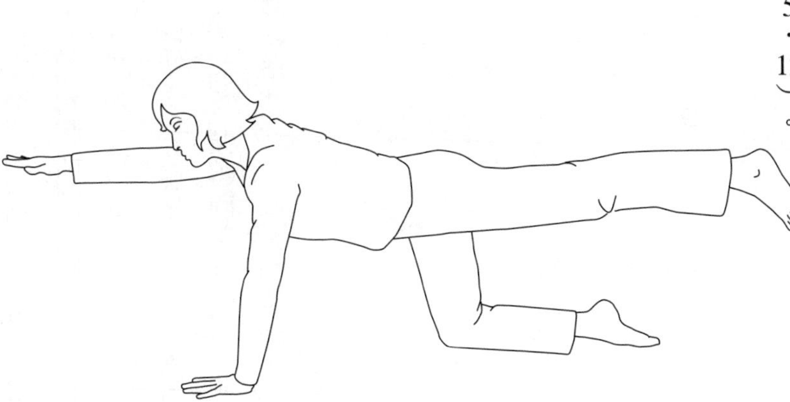

圖5.12　手和膝平衡式

13. **小橋式：**覺察地回到休息姿勢，躺在地上。吸氣，雙臂舉過頭頂，背和手臂停留在墊子上。然後用大腿、背部和腹部的肌肉將骨盆抬離地面。你也可以將手臂放在身體兩側來做這個動作（見圖5．13）。

14. **扭轉脊椎：**指尖相碰，將雙手放在脖子下方，或者將雙臂伸展成「T」字形。吐氣的時候，膝蓋落在身體一側，頭轉向相反的另一側。吸氣的時候，抬起腿移回中心，再吐一口氣，將膝蓋落在另外一側，頭轉到相反方向（見圖5．14）。

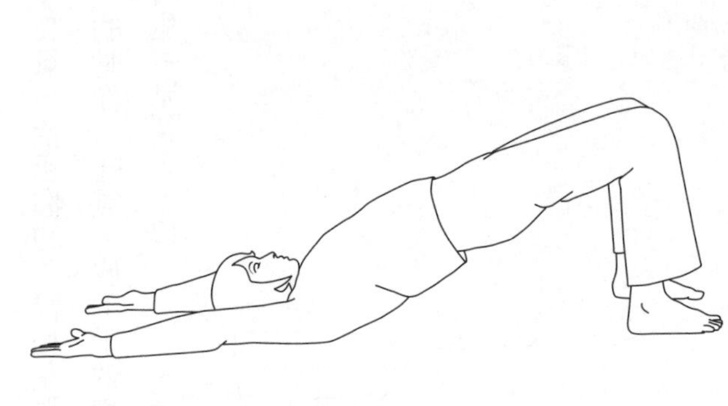

圖5.13　小橋式

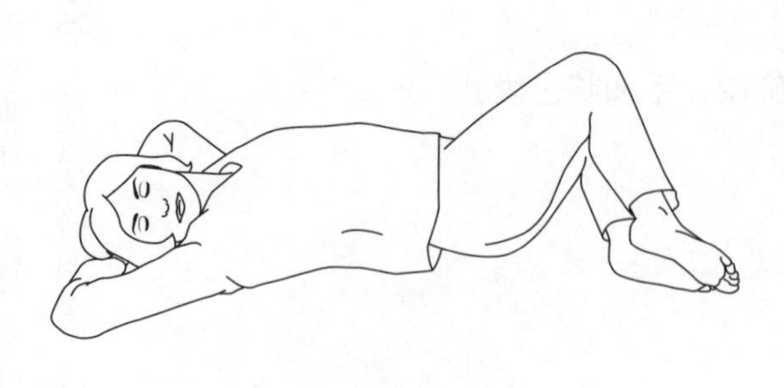

圖5.14　仰臥扭轉脊椎式

15. **抬腿**：吸氣，將左腿筆直抬到空中，右膝彎曲，以右腳支撐地面，活動左腳踝關節（見圖5．15）。

16. 抓住左小腿或者大腿的後側，輕輕地將左腿往頭部方向移（見圖5．16）。

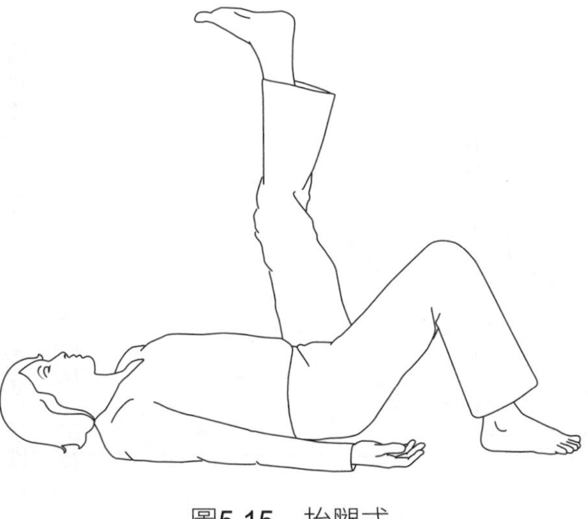

圖5.15　抬腿式

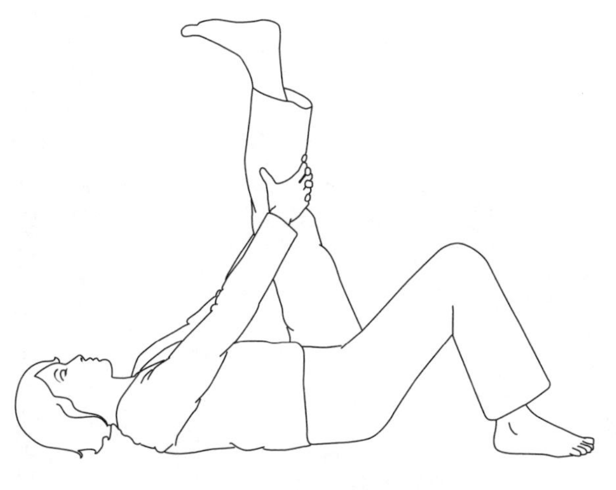

圖5.16　抬腿式和抓腿式

17. 如果你的身體夠柔軟，在吐氣的時候，朝著膝蓋抬起頭來，吸氣的時候將頭緩慢地放回地面（見圖5．17）。換腳重複這個動作。

18. **腿側舉式：**側躺，用手臂支撐頭部。吸氣的時候把上面的腿往空中舉起，腳趾朝前。吐氣，緩緩放下你的腿。輕輕轉身，換邊重複同樣的動作（圖5．18）。

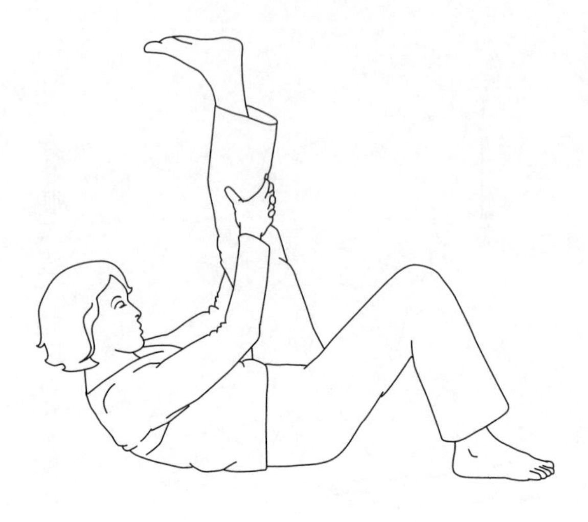

圖5.17　迎頭抬腿式

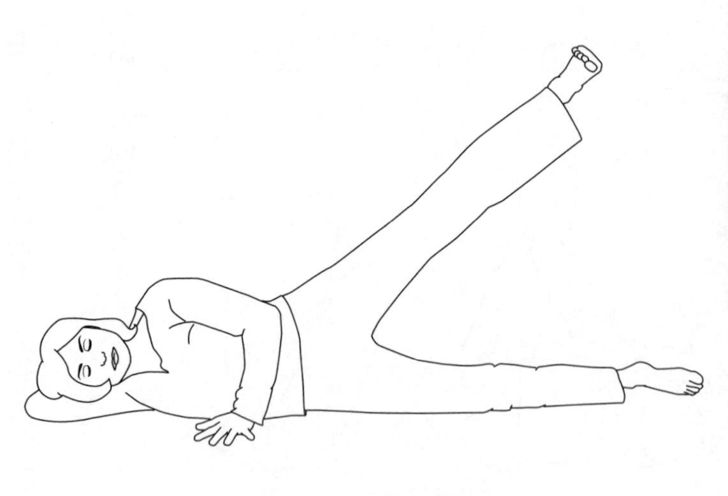

圖5.18　腿側舉式

19. **匍匐眼鏡蛇式：**正面朝下躺著，手放在身體兩側，臉頰或下巴著地（見圖5．19）。

20. 雙腳併攏，並收緊臀部和腹部肌肉，吸氣，向上看並緩慢抬起頭，讓上半身離開地面，保持這個姿勢做數次呼吸。吐氣時，緩慢放下身體回到地面（見圖5．20）。

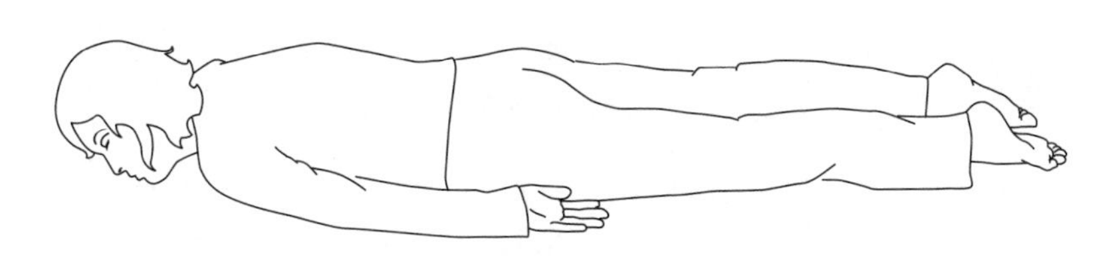

圖5.19　匍匐眼鏡蛇開始式

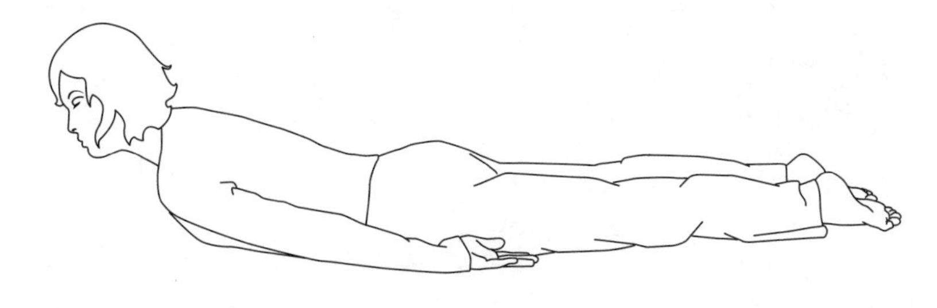

圖5.20　匍匐眼鏡蛇揚身式

21. **蝗蟲開始式**：頭靠在地板上，雙腳併攏，收緊腹部和臀部。吸氣，伸長右腿，從臀部位置抬起腿。吐氣，放下右腿。左側重複同樣的動作（見圖5．21）。

22. **蝗蟲完整式**：想要加入一些挑戰的話，在吸氣同時，抬起頭、軀幹和雙腳（見圖5．22）。

23. 結束臥姿瑜伽，回到休息姿勢停留五到十分鐘。將意識放在呼吸上，觀察你的小腹隨著每次吸氣而凸起。用你的意識走遍全身，把空氣傳送到任何緊繃或酸痛的地方（參考圖5．1）。

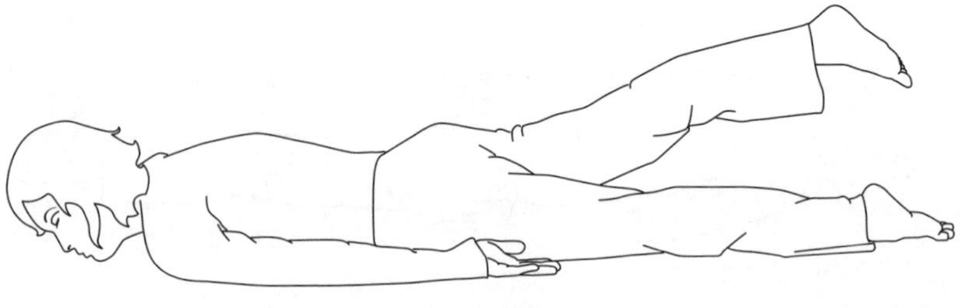

圖5.21　蝗蟲開始式

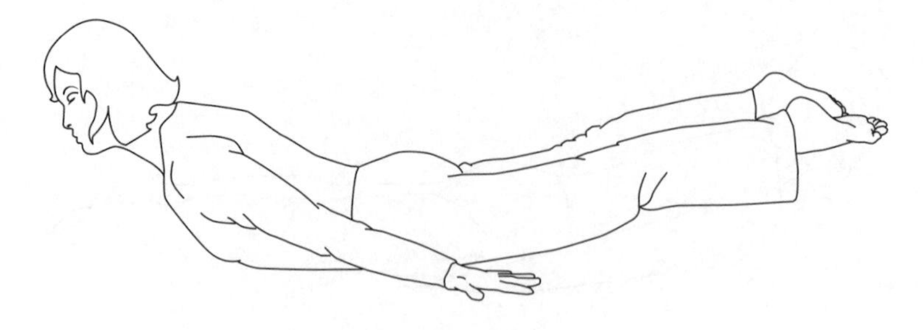

圖5.22　蝗蟲完整式

練習 5．2 立姿瑜伽

1. **山峰立姿：**用山峰立姿展開這個連續式。雙臂放在身體兩側，肩膀放鬆下垂遠離耳朵，兩腳平行與臀部同寬，沿著你的脊椎來拉長身體（見圖5．23）。
2. 吸氣時，手臂沿著身體兩側伸展並往上舉向天花板。吐氣時，緩慢把手臂放下回復原位（見圖5．24）。

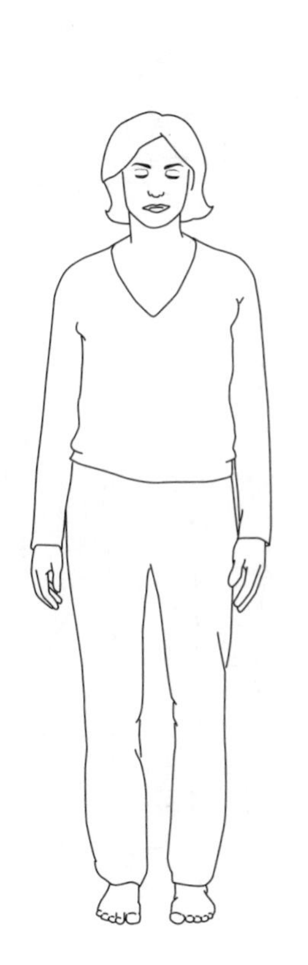

圖5.23　山峰立姿

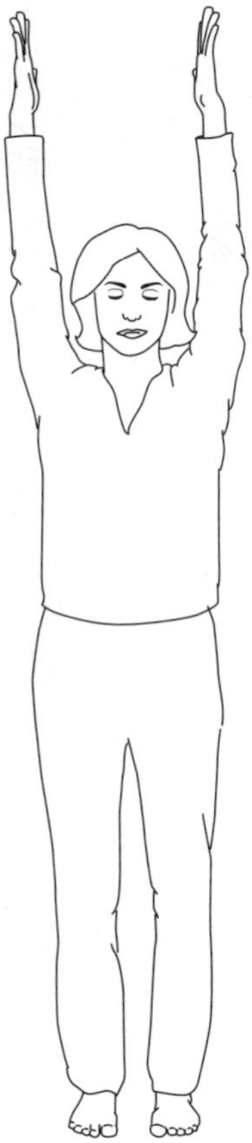

圖5.24　雙手上舉立姿

3. 吸氣時，舉起手臂朝向兩側。指尖朝上指向天花板，手掌往兩邊外側推。吐氣，把手臂放回身體兩側（見圖5．25）。

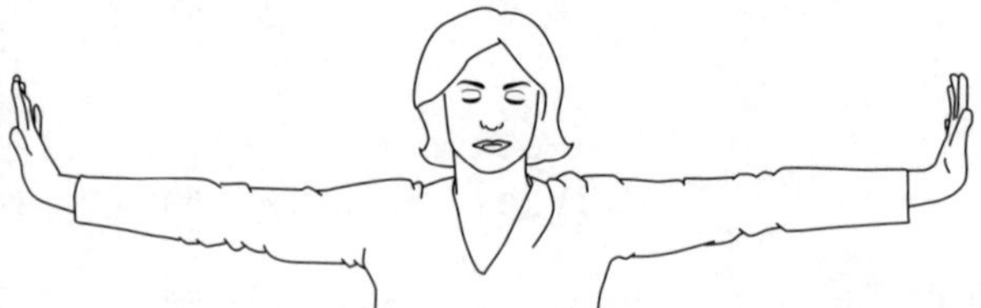

圖5.25　雙臂外展立姿

4.吸氣，一隻手臂沿著身體一側朝天花板伸展，另一隻手臂朝地面伸展。吐氣，將手臂放下。換邊重複同樣的動作（見圖5・26）。

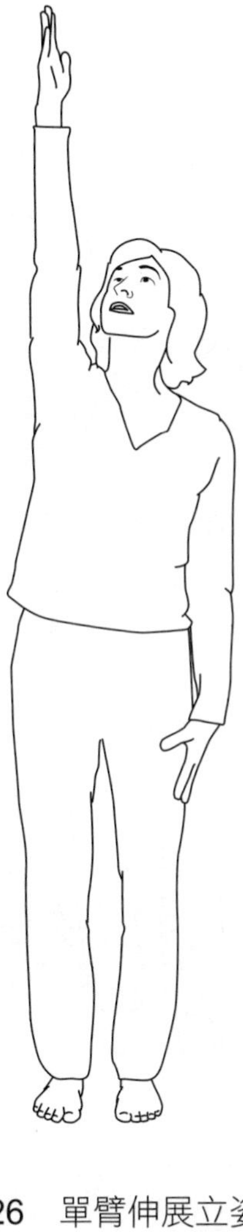

圖5.26　單臂伸展立姿

5. **半月式：**吸氣，手臂沿兩側打開，朝天花板方向舉起。吐氣時，身體彎曲朝向一側，好像你被夾在前後兩塊玻璃之間一樣。拉直脊椎，維持同樣長度。吸氣，再將手臂指向天花板。吐氣，朝身體另一側彎曲，手臂仍舊在頭上方伸展。再吸一口氣回到中心，你再吐氣時，把雙手放下，回到身體兩側（見圖5．27）。

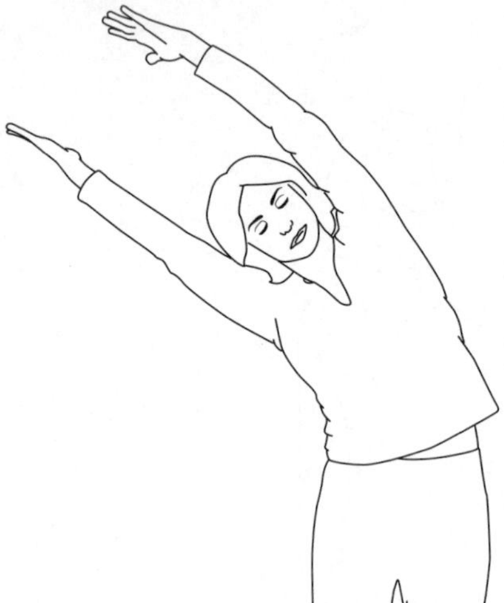

圖5.27　半月式

6. **肩膀轉動：**開始向上和向後轉動肩膀，當肩膀朝上向耳朵提起時，吸一口氣，然後向後擠壓肩胛骨。當你讓肩膀落下時吐氣，向前擠壓肩膀。換方向繼續做（見圖5．28到5．31）。

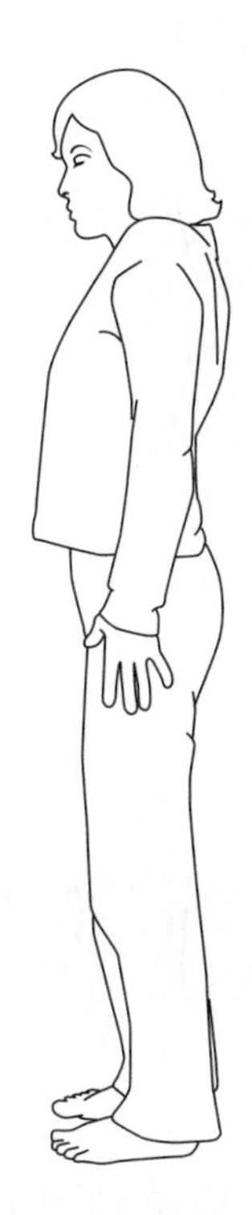

圖5.28　肩膀轉動：向上

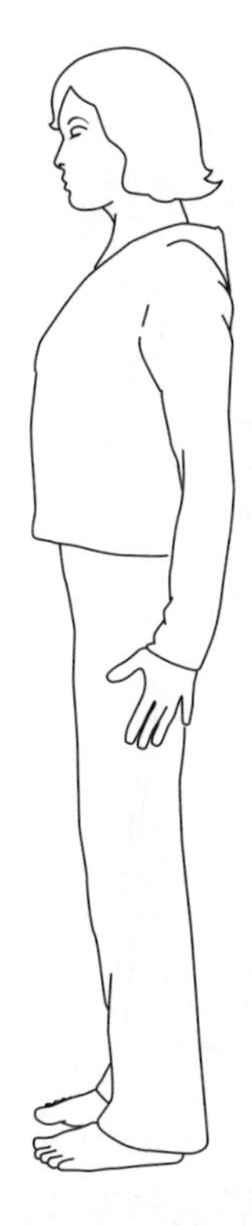

圖5.29　肩膀轉動：向後

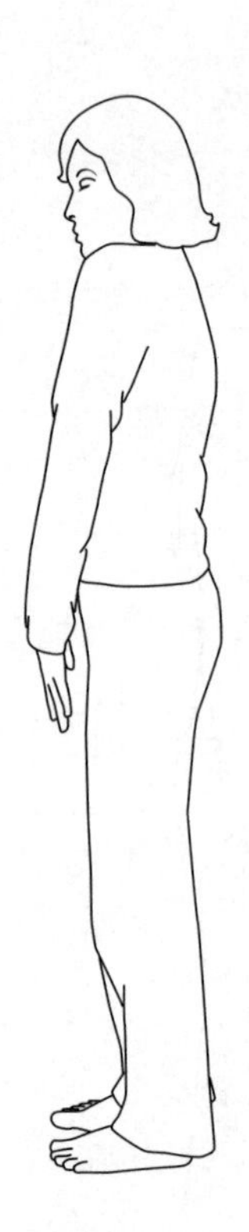

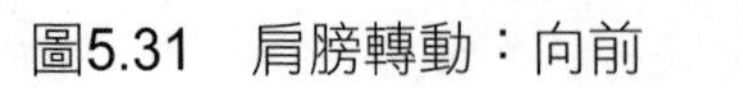

圖5.31　肩膀轉動：向前

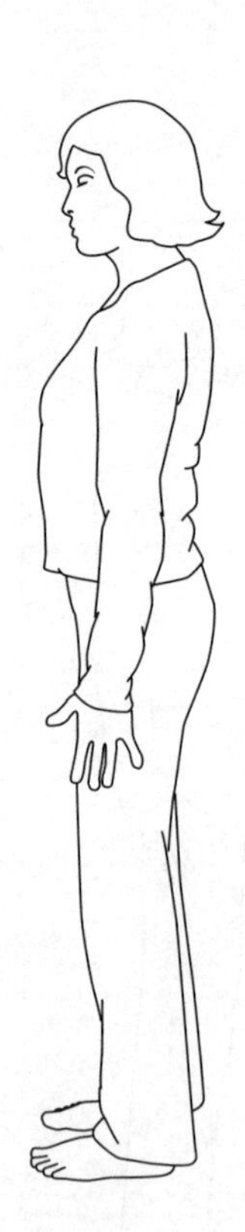

圖 5.30　肩膀轉動：向下

7. **頭部轉動：**吐氣，讓你的下巴朝胸口方向低下，然後頭部朝右邊轉，讓耳朵朝向肩膀移。伸展頸部並吸氣，頭朝後面轉。接著讓頭部向左側轉，讓耳朵朝肩膀方向移。朝同一個方向流暢地轉動，然後換另一個方向（見圖5．32到5．35）。

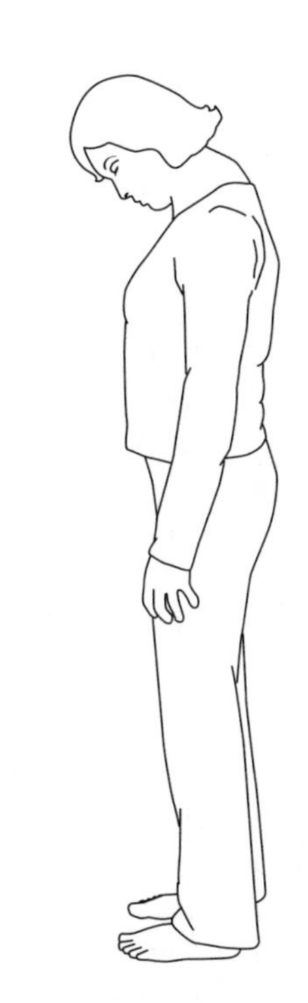

圖5.32　轉動頸部：向前

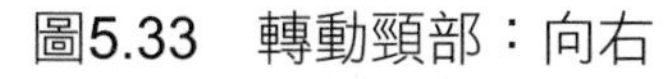

圖5.33　轉動頸部：向右

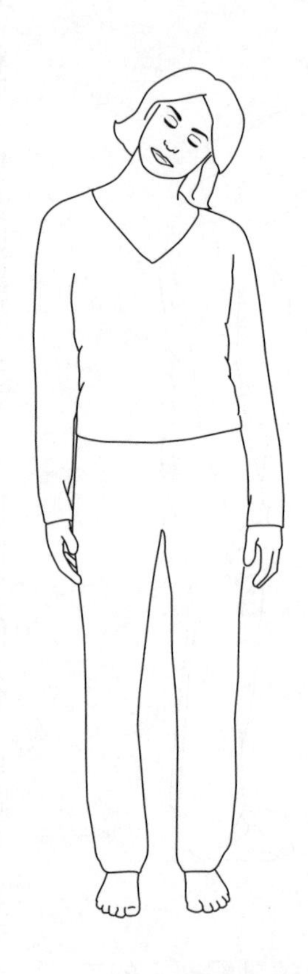

圖5.35　轉動頸部：向左

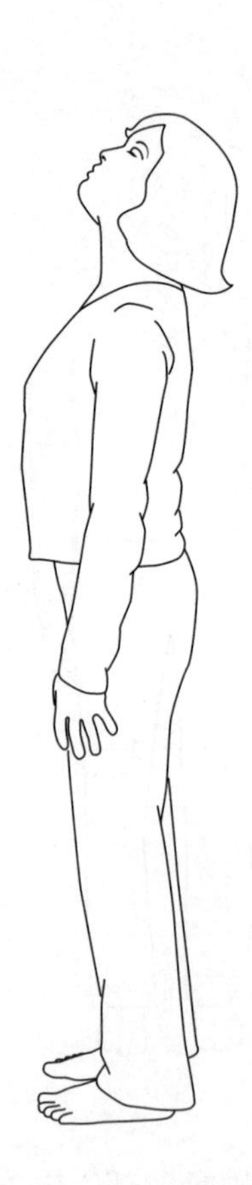

圖5.34　轉動頸部：向後

8. **星式：**把身體重心移到一隻腳上，吸氣，向兩側張開雙臂，把另一隻腳抬離地面。保持這個姿勢做幾次呼吸。吐氣，回到雙腳站立姿勢（見圖5・36）。

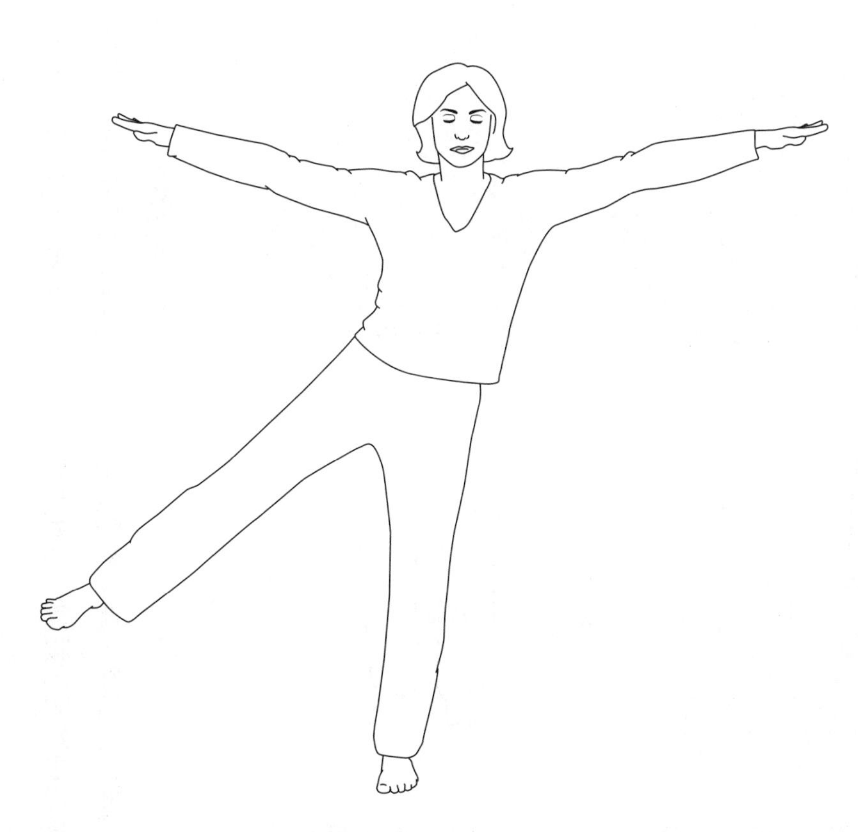

圖5.36　星式

9. **扭轉身體：**向上伸展脊椎並吸氣。然後，當你吐氣時，從腰部開始扭轉身體，從脊椎根部開始轉動，慢慢沿著脊椎往上，最後頭扭轉到一側，往肩膀後面看。換邊重複同樣動作（見圖5・37和5・38）。

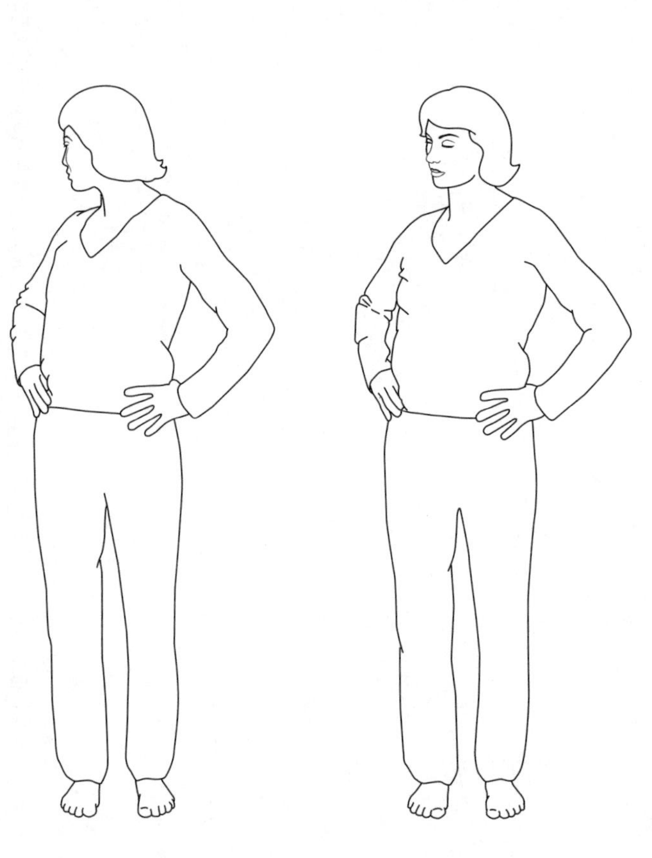

圖5.37　立姿扭轉A

圖5.38　立姿扭轉B

10. **立姿前屈：**開始和結束這個動作的時候膝蓋彎曲。當你吐氣時，由臀部開始向前彎曲身體，讓手臂朝著地板擺盪而下；也可以將雙手放在大腿上支撐身體（見圖5・39和5・40）。

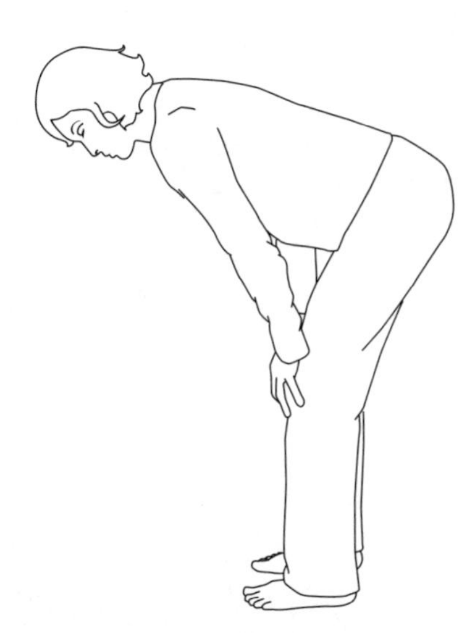

圖5.39　立姿前屈A

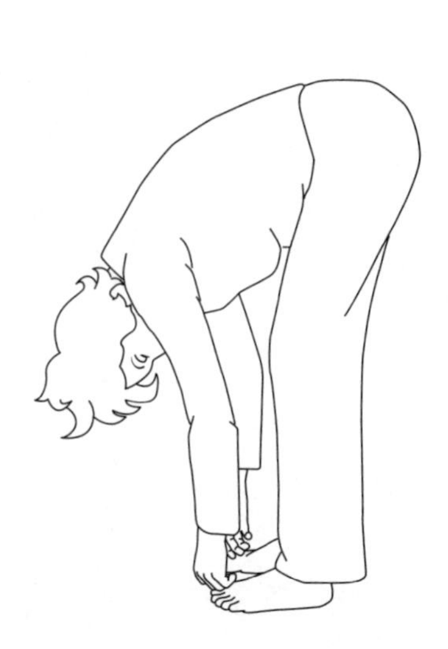

圖5.40　立姿前屈B

11.吸氣，並從前屈動作轉換成背部打平的動作，一隻手伸向前方，另一隻手放在大腿上。吐氣，回到立姿前屈動作。換邊重複同樣的動作（見圖5．41）。

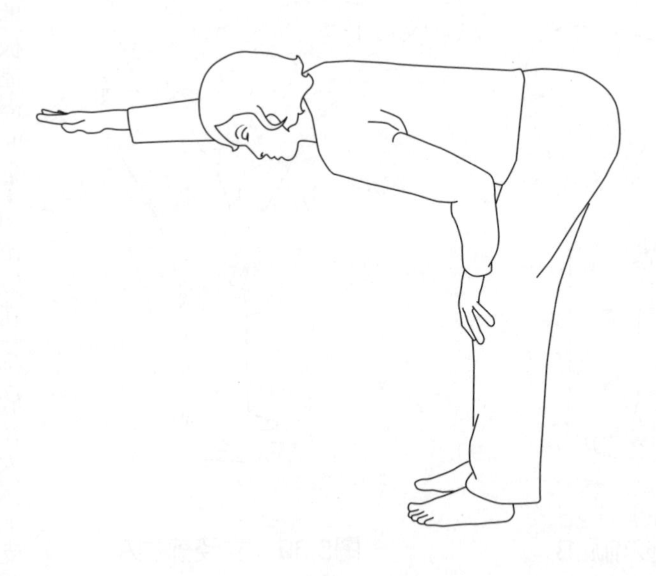

圖5.41　單臂伸展的立姿前屈

12. **椅式：**從山峰立姿開始。吸一口氣，雙臂舉到身體前方；吐一口氣，彎曲膝蓋，像坐在椅子上一樣，保持後背挺直、頭部端正。如果可能的話，保持這個姿勢做幾次呼吸。吸氣時站起來，然後吐一口氣，雙手放回身體兩側（見圖5．42）。

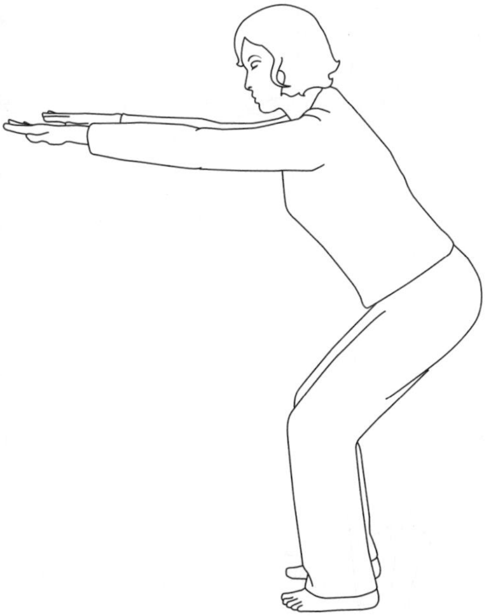

圖5.42　椅式

13.**樹式**：把雙手放在身體前方，從禱告的姿勢開始。將身體重心移到一隻腳，然後將另一隻腳的腳底搭到另一隻腳的腳踝、小腿內側，或上面的大腿上。當你站穩後，向上舉起雙臂。換邊重複同樣的動作（見圖5．43）。

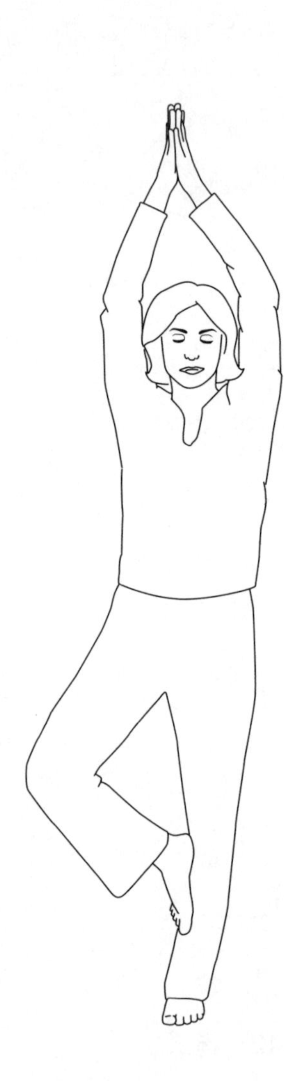

圖5.43　樹式

14. **蝴蝶式：**從坐姿開始，保持後背挺直並將腳底碰在一起，讓膝蓋和大腿放鬆，進入這個姿勢，不要施加壓力。讓肩膀保持放鬆，自然垂下（見圖5．44）。

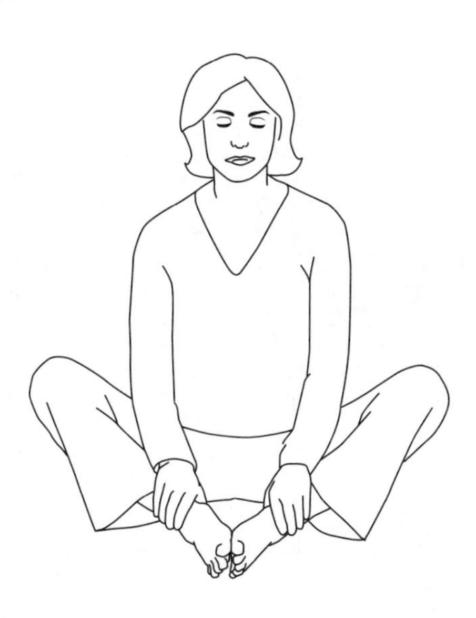

圖5.44　蝴蝶式

15. **前屈：**一隻腿向前伸展，另一隻腿彎曲，吸一口氣，雙臂由身體兩側向上伸展，吐一口氣，上半身開始向前彎曲。向前彎曲時盡量不要駝背。保持這個姿勢，做幾次呼吸（見圖5．45到5．47）。

16. **休息姿勢：**結束練習後回到休息姿勢，停留五到十分鐘（參考圖5．1）。

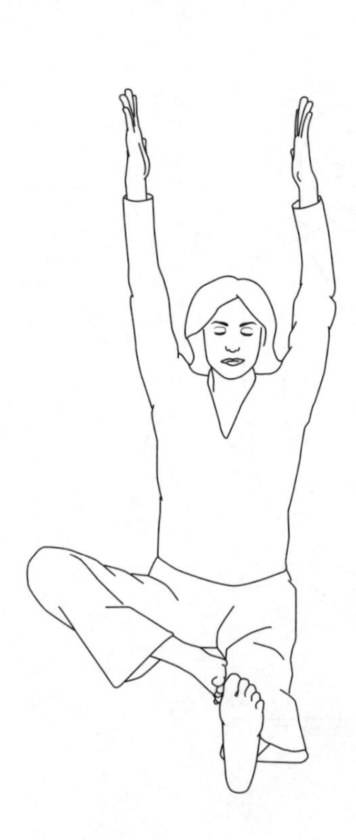

圖5.45　前屈A

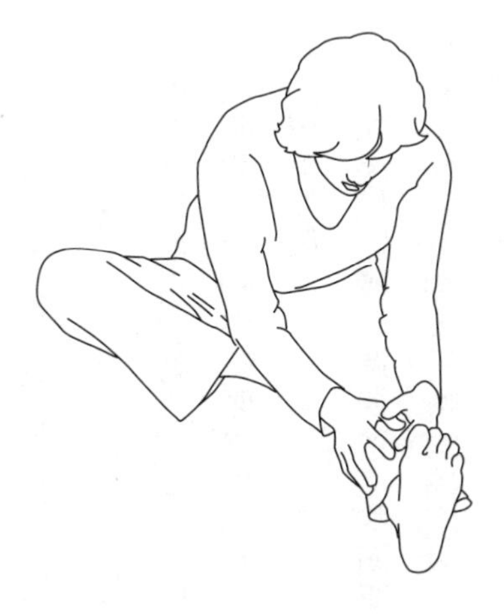

圖5.46　前屈B

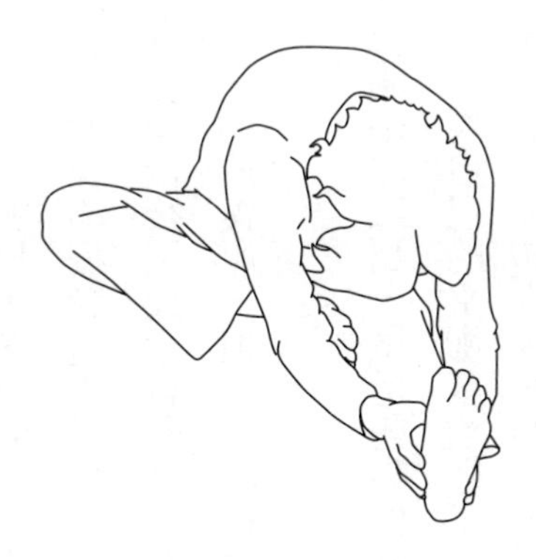

圖5.47　前屈C

何時練習瑜伽

我們建議在坐姿靜觀或身體掃描前練習瑜伽，這樣可以讓身體在進入靜止狀態的靜觀練習前，變得更加靈敏、警覺和放鬆。也可以在早上起床後做瑜伽，或者睡前練習以釋放壓力。記住，由於癌症手術、化療或者放射線治療等造成了身體上的改變，你的身體可能會有特殊需要或敏感部位。如果乳房手術後引起手臂酸痛，在做把手臂舉過頭的伸展動作時要格外小心。這些伸展動作有助於復原，但一定要循序漸進，依照醫囑來進行。

如果你連續幾週練習這些簡單動作，或許會開始注意到，做這些動作變得越來越輕鬆，你能彎腰或扭轉的幅度變大了，也可能會發現自己的平衡感變好了。這些變化能幫助你的身體復原，恢復活力。總之，提醒自己練習的重點要放在覺察上面，不要變成只是一堂體育課而已。

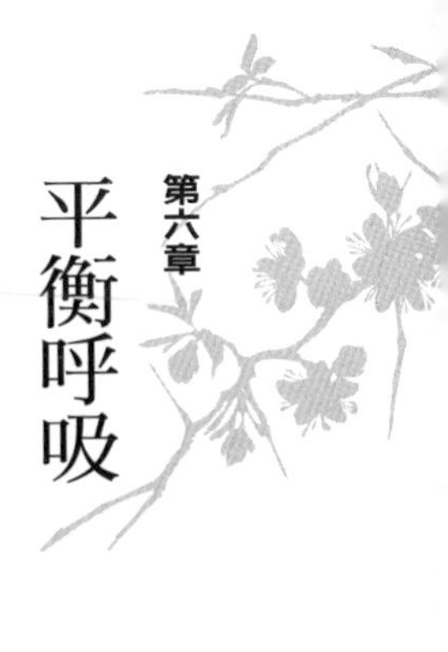

第六章 平衡呼吸

我的生命並不全然像此刻忙碌，
雖然你見著了我的慌亂。
過去在我身後，我像一棵樹，屹立在過去之前。
我只是許多張嘴中的一張，
即將安靜下來的那張。

我是兩個音符之間的休止符，
它們總是不安地爭論，
因為死亡的音符總想要翻越邊界，
在這闃黑的停頓之中，他們有了共識，
顫抖地停留在那裡。

這首歌，繼續傳唱美麗。

——萊納・瑪利亞・里爾克（Rainer Maria Rilke）

第三章中我們介紹過學習深呼吸的重要性，用腹式呼吸讓肺完全地進氣和排氣，這樣能讓廢氣和氧氣充分交換，產生放鬆的反應。這一章我們會更詳細解釋這個過程如何在身體裡運作，並介紹幾種呼吸方法，有覺察地運用在調節每天壓力被激發的程度。呼吸是垂手可得的有效工具，當你感到疲憊、壓力大或焦慮的時候，你可以隨時用呼吸來幫助自己。

在癌症病程中面臨的壓力情境時，深呼吸非常好用，例如候診、做血液檢查或掃描，甚至接受放射線或化學治療時。透過學習呼吸如何運作和如何運用正念來調節呼吸，你就能將這個有效的工具變成你的調適技巧之一。我們課程的學員一再地反應，我們教的呼吸法是他們最常用到的技巧之一，不僅在課程學習中和練習靜觀時覺得有效，在日常生活中也經常用到。

自主神經系統

神經系統通常由兩部分組成：一組受到自發控制（voluntary control）；另一組則是自動化，稱做自主神經系統（autonomic nervous system）。神經系統的自發控制部分，是由那些能執行目的性動作的神經所構成，例如：如果你想喝口茶，你會告訴你的手臂去伸手抓住杯柄，然後再告訴手臂把杯子拿到唇邊等等。這些都是在自發基礎上發生的：你決定做一個動作，然後身體做出反應。這可能發生得很快，似乎沒有經過思考就已經自行發生，但如果你一開始沒有意願，動作就不會發生。多年來，你的身體已經學會做出行動來回應你的想法。

所以神經系統的自發控制部分，是指所有因為你的指令而產生的反應。但是很多動作時時刻刻在你體內進行，你根本沒有刻意想要去做。例如，不管你有沒有下達指令，你的心臟都會跳動、肺會呼吸、腺體會分泌荷爾蒙，而消化系統會消化食物。這真的很棒！你能想像隨時要提醒自己心臟要跳動嗎？所以這些「自動」的事情是由自主神經系統控制（參見圖6．1），無論我們有沒有想到，它們都會發生。

自主神經系統（圖中大寫的「A」）又由兩個部分組成：交感神經系統（sympathetic nervous system, SNS），主司壓力反應；副交感神經系統（parasympathetic nervous system, PNS），負責放鬆反應。交感神經系統是這個系統裡精力充沛的部分，當你產生戰或逃反應的時候，就是因為交感神經系統受到高度激發。

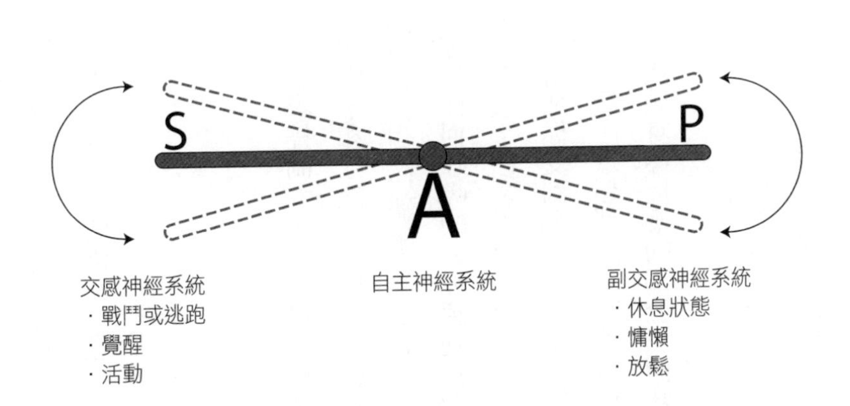

圖6.1　自主神經系統

相反地，若副交感神經系統受到激發，則會產生放鬆反應，或者進入休息狀態。你的心跳和呼吸會減緩、肌肉放鬆，因此感到平靜。你的身體就像負鼠一樣慵懶地四肢攤平而放鬆地休息。你可以把交感和副交感神經系統看成蹺蹺板的兩端，彼此平衡。當一端被激發時，另一端就被抑制。

◎平衡自主神經系統

非常重要的是，自主神經系統的某些部分也受意識控制，所以你可以控制你的呼吸，刻意讓呼吸變快或變慢，變淺或變深。每一次吸氣和吐氣，都與自主神經系統的一端相呼應（參見圖6・2）。考考大家，是哪種呼吸和哪一端相對應呢？

在你尋找答案之前，想一下在緊張的情況中你是如何呼吸的。你感到害怕，準備好面對挑戰，這時你會不會猛吸幾口氣？你會不會憋氣？你會不會快速換氣，呼吸急促？這類呼吸著重於吸氣，會刺激交感神經系統，增加你受到激發的程度。想像一下當威脅消失的時候，你可能因此感到釋懷而長嘆一口氣，這類型的呼吸著重於吐氣。在練習一陣子之後，你將更能感受到吸氣是呼吸中激發身體反應的部分，而吐氣則是放鬆的部分。

所以「吸氣時能讓人提神，而吐氣讓人放鬆」，了解這個部分之後，你就可以開始思考如何改變呼吸來符合不同需求。例如，你如果感到昏昏欲睡、疲憊不堪，卻還必須工作或者開車的話，你可以著重吸氣來提振精神。相反地，如果感到有壓力或焦慮，可以運用著重吐氣的呼吸讓自己平靜。

現在我們要介紹一些呼吸練習。一開始是有助於平衡壓力和放鬆的呼吸法，之後會更著重於以呼吸來放鬆或提神的部分。我們稱這些練習為「迷你練習」或「迷你呼吸練習」。叫做「迷你」並不是因為它們不如長時間的靜觀練習來得重要或有效，而是因為它們只需花費很少的時間，幾乎可以在任何時間、地點做練習。

「迷你」練習

所有迷你呼吸練習，第一步都是有意識地轉換成腹式呼吸，花一些時間延長吸氣和吐氣的時間。你或許會注意到自己挺直地坐著，好讓空氣能進入體腔更深長。你也可以把手放在小腹上感受呼吸的起伏，可能有助於呼吸變得更深。只要你培養出深長的腹式

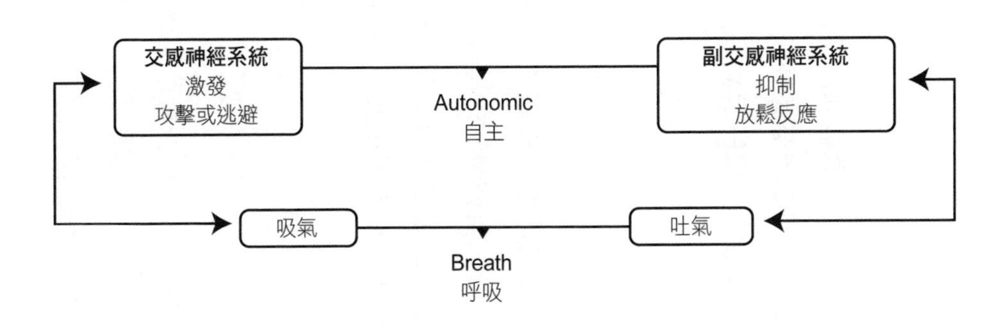

圖6.2　自主神經系統

呼吸，就可以開始轉換到特定的迷你練習。一開始的幾個迷你練習著重於均勻地吸氣和吐氣。你可能需要一段時間練習，才能找到適合自己的呼吸節奏。不要機械式地練習，或者過度換氣讓自己喘不過氣來。將覺察與敏銳的心融入學習，有助於精進你的技巧和知識。

◎倒數呼吸法

倒數呼吸法是個簡單的迷你練習。在你培養出均衡地吸氣和吐氣的腹式呼吸後，只要從十倒數到零，每次吸氣或吐氣後減少一個數字。你也可以想像隨著每次呼吸走下一級台階，變得平靜，同時保持覺察和專注。當你感到生氣或惱怒，停下來從十開始倒數，這是可以經常運用的技巧。做完一次練習後如果還是感到心煩，可以重複多做幾次。

◎波狀呼吸法

波狀呼吸的練習方法是想像一個波形圖，在每次吸氣時上升，吐氣時下降。當你吸氣時，在心中慢慢從一數到四。在呼吸的高點，肺部舒適地充滿空氣，然後開始緩慢地吐氣，並從四倒數到一（見圖6．3）。試著讓呼吸流暢而均勻，不要屏息、停頓或者斷斷續續。

◎方塊呼吸法

方塊呼吸法也要運用想像，但這個呼吸法是採用正方形或者矩形的想像圖形。這不是如同波浪般起伏的流暢呼吸，而是要你在吸氣和吐氣後，當肺部幾乎充滿或排空之時，屏住呼吸。或許一開始會不舒服，訣竅就是你在停頓時，不要讓肺部完全充滿或排空空氣，大概是八九成就可以。然後，如果你覺得停頓時間和吸或吐氣一樣久有困難的話，可以把停頓時間減半。

例如，在圖6．4中停頓的時間與呼吸的時間一樣長，但你可以把停頓時間縮短成呼吸時間的一半。方塊呼吸的重點是注意呼吸在靜止中的感覺，然後比較在呼吸最高點（即肺部幾乎充滿）的靜止狀態，和肺部幾乎排空時的靜止狀態兩者有

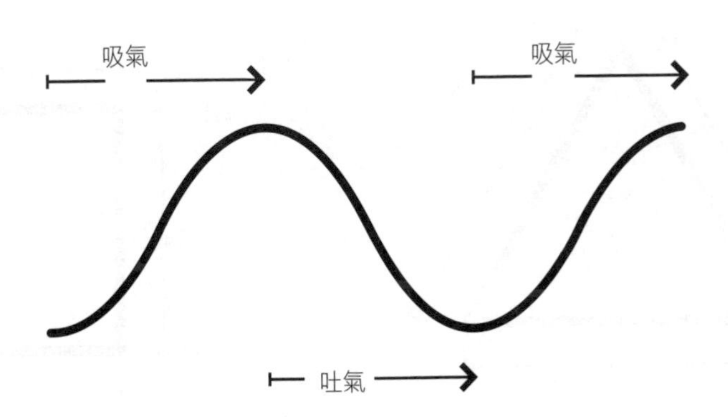

圖6.3　波狀呼吸

何不同。這些不同的感覺將帶領我們進入接下來的兩個呼吸練習，更著重於呼吸對身體造成的激發或放鬆狀態。

◎放鬆三角呼吸法

放鬆三角呼吸練習的重點在體驗人們吐氣後，肺部幾乎排空時的安祥和平靜感覺。你可以在呼吸時想像一個三角形，由於呼吸時跟隨一個三角形模式，所以這個練習也可以叫做「三角形迷你練習」。只要吸氣時數到特定數目（通常數到四），然後立刻吐氣也數到四，最後屏住呼吸再數到二或者四，如果你覺得更舒服的話，可以數到更長。這個呼吸練習著重於吐氣，並藉此來激發放鬆的反應。大多數人掌握這個技巧後，發現它能帶來平靜和安定的感覺。

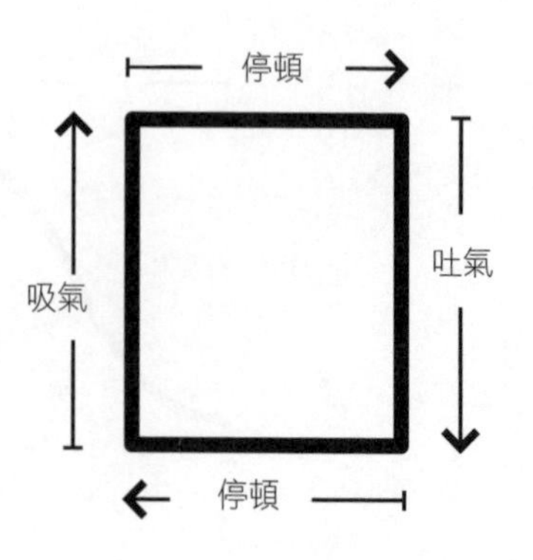

圖6.4　方塊呼吸法

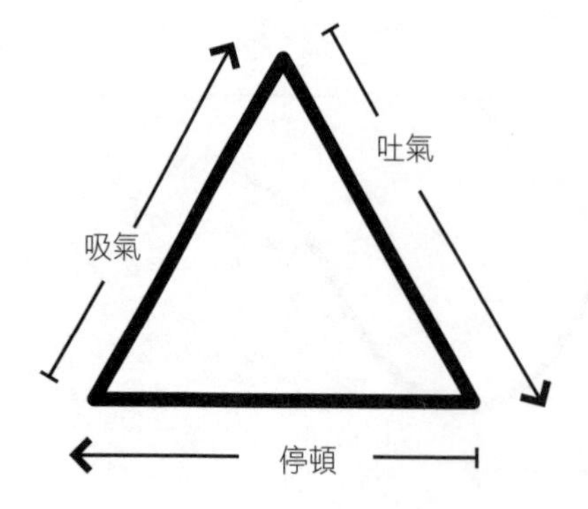

圖6.5　放鬆三角呼吸法

◎提神倒三角呼吸法

相對於放鬆三角呼吸的就是提神倒三角呼吸。這個練習中你要想像倒三角形的圖案來進行，只有在吸氣後肺部空氣幾乎飽滿時屏住呼吸停頓，讓能量能在體內累積。如果你需要活力卻感到疲憊或精力不足時，這個呼吸法會有所幫助。

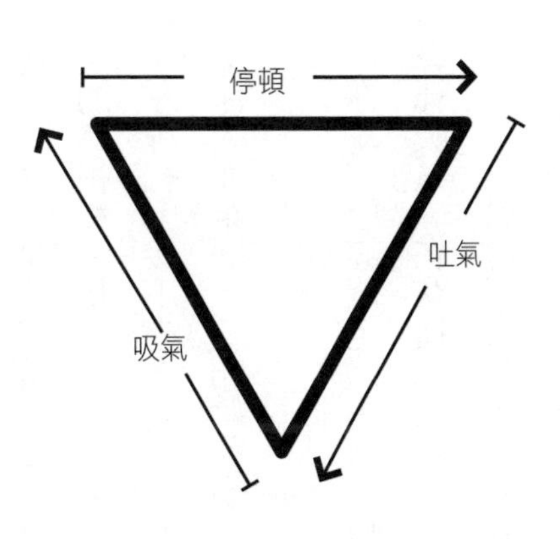

圖6.6　倒三角呼吸法

◎交替鼻孔呼吸法

最後一個呼吸法是交替鼻孔呼吸法，它起源於古老的瑜伽教學和哲學，是人們呼吸方式的基本觀察。你能馬上說出自己是常用左鼻孔還是右鼻孔呼吸嗎？你是不是覺得這是個很荒謬的問題？我們問這個問題時，大部分人都覺得很荒謬，但其實大部分的人（除非你鼻塞或鼻子結構畸形，讓你無法用兩個鼻孔呼吸），他們呼吸時主要的鼻孔每隔一個半到兩個小時就會交替一次。這是人類自然的身體節奏，就像大部分的人都有體能高峰和低谷。神經系統的構造是從身體的某一側傳入或輸出訊號，大部分都是與另一側大腦相連結。所以，當左鼻孔活躍時，右腦正處於主導階段。右腦（至少對於大部分右撇子來說）比左腦更善於接納、有創造力，也更放鬆。相反地，當右鼻孔主宰時，表示左腦較活躍，表示你的狀態較適合從事智力方向的探索。對於左撇子來說，大腦經常是以相反或是混合的模式連結。據說在瑜伽傳統中，交替鼻孔呼吸可讓體內日、月能量調和。

你知道自己的呼吸現在是由哪個鼻孔主導嗎？如果你不能僅憑呼吸分辨，試著先堵住一個鼻孔，然後再換另一個，看哪個鼻孔呼吸得更順暢。弄清楚了之後，我們會教你一個有助於平衡自主神經系統的練習，幫你保持頭腦清醒，精神充沛。

交替鼻孔呼吸法（nadi shodhanam）是數種調節呼吸和能量的方法之一，在瑜伽呼吸法（pranayama）中更加精煉。準備做這個練習之前，你需要找到一個讓手舒適地放在臉上並能用手壓住鼻孔的姿勢。最舒服的方法（雖然大家一開始都覺得很傻，那就在家中沒人看到的地方做第一次練習吧！）是將右手的食指和中指放在額頭上，這樣就可以用大拇指壓住右鼻孔，用無名指和小拇指壓住左鼻孔。接下來，請用圖6．7中的呼吸模式練習。讓身體坐直，這樣可以呼吸得更深入而全面。在開始前擤一下鼻涕或清洗一下鼻孔也會有幫助。

先用兩個鼻孔同時吸氣，然後關閉非主導鼻孔（你剛才已經確定過了），只從主導鼻孔充分吐氣。然後關閉主導鼻孔，只從非主導鼻孔吸氣。在交換三次呼吸之後，接著從非主導鼻孔吸氣再吐氣，然後換主導鼻孔吸氣，並交替呼吸三次。這樣是一個循環，而我們建議你一開始試著練習三個循環。三個循環後把手放下，正常地用兩個

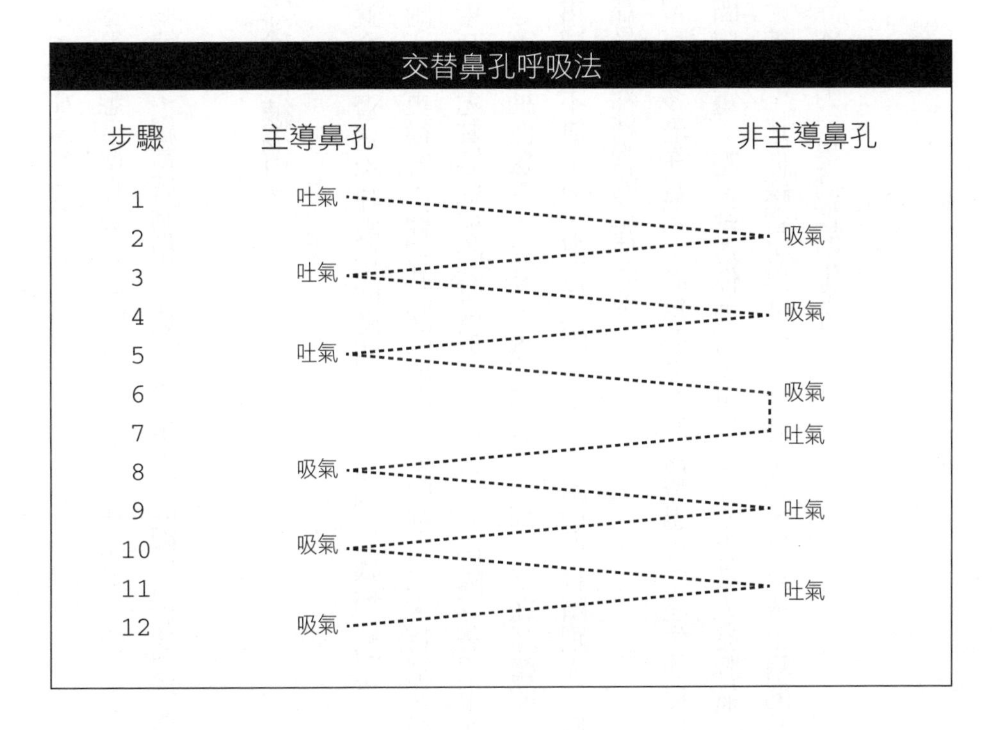
交替鼻孔呼吸法
步驟
主導鼻孔
非主導鼻孔
1
2
3
4
5
6
7
8
9
10
11
12
吐氣
吸氣
吐氣
吸氣
吐氣
吸氣
吐氣
吸氣
吐氣
吸氣
吐氣
吸氣

圖 6.7　交替鼻孔呼吸法

鼻孔呼吸幾次，你注意到什麼呢？

很多人覺得熟悉這個呼吸方法的技巧有助於保持頭腦清明。很多人覺得練習後思維敏捷和頭腦清晰，經常感到精力充沛。這是坐姿靜觀前很好的準備。

何時使用迷你練習

沒有不適合練習迷你呼吸法的時間。這些練習能讓你感到更放鬆，更能掌握情況，也更有耐心、更從容；練習時睜開或閉上雙眼都可以。特別適合使用迷你練習的時刻包括塞車時（尤其等紅燈的時候很適合練習）、排隊等著買東西、等人接電話，或者在診間等著做抽血檢查，對某人說的事感到心煩、坐在牙醫的椅子上、對不久的將來要做的事感到不堪負荷、無法入睡、感到不耐想要打斷別人、感覺疼痛……幾乎任何時候，都是迷你練習的絕佳時機。

迷你練習有很多潛在益處：能幫助你控制醫療過程中產生的疼痛，或者讓你在醫院等待的時間感覺短一點。做迷你練習也可以讓你不對某人發脾氣，或者說一些事後會後悔的話。總之，迷你練習可以減少你感到不適、受挫或不耐的時間，提升你注意身邊美麗世界的能力，提高你的生活品質。

第七章

我們訴說自己的故事

一般而言，我們對任何生活事件的理解，包括對癌症的診斷，都是在心智過程中我們汲取原始經驗來創造意義的結果。為了理解一系列事件的發展，我們以慣用的心智模型或現實中的概念來消化並統整新的事件。本質上，這些模型就像經驗地圖，以我們終生的學習經驗來形塑，運用這些模型為我們的生活帶來一份秩序感和連貫性。我們以這種方式不斷修正自己的世界觀，調整自己融入社會的方式。

為了釐清這些因素與壓力、疾病有何關聯，與你在生活裡享受幸福、平和和寧靜的能力又有什麼關係，我們要進一步來看這個「意義創造」的心智活動，以及你的想法、信念和期待如何塑造它。

生命故事

你獨特的表達現實方式，就是你個人的生命陳述或生命故事。如果有人要你談論自己，你可能會說一個有起承轉合的故事。你可能會談到你的家庭，你在哪裡出生、在哪裡長大。你可能會特別強調生命裡的重大事件。你可能會提到你覺得自己擁有的個人特質、你曾經完成的事，和你個人的興趣或成就。每個人都有故事。

這個創造故事的傾向相當普遍，可以說是人類的共同特質。我們擁有從重大事件之中來創造故事、解釋一切的能力，像宇宙的誕生或經濟的運作，到在特定情境中我們的行為模式。

然而，講故事的過程有一個陷阱，就是你真的會相信自己的故事。大部分的人都會相信自己的故事。我們不但相信，還表現得好像我們的故事是對現實的精確描述，然而並非如此。所謂的現實是如此多元、複雜和生動，幾乎無法描述。你的故事頂多是近似值或部分風景罷了。儘管如此，我們還是試圖理解自己的經驗，而我們建構的模型、故事、信念等種種，給了我們一份過生活的簡圖。為了過日子，這些思考與想像的運作有其實用性和必要性。然而，這種創造故事的心智活動可能會產生問題。

思想的本質

相較於事實，思想有其相對性或主觀性，這可能從人類在地球上行走以來，就已發現了——可能自叢林裡的藤蔓第一次被誤認為蛇就開始了。一個較為熟知的例子就是莎士比亞的《哈姆雷特》裡面著名的台詞。哈姆雷特回應羅生克蘭（Rosencrantz，哈姆雷特的大學同學）以監獄來比喻丹麥，他說：「它對你而言並不是一座監牢，世上的事原本就沒有對錯，而是人們思想的區辨所致，對我而言它是座監牢。」

我們通常說能看到杯子裡還有半杯水的人是樂觀者，而悲觀的人看到的是只剩半杯水。俗語說得好，塞翁失馬，焉知非福。我們的觀點會徹底地影響我們對經驗的認知，這個說法已經是種共識，並已經受到許多科學研究的檢視。因此，思想、情緒和行為間的相互作用，對我們的情緒和整體利益有極大影響力。儘管面對癌症時，過度簡化的正向思考並沒有用處，但了解你如何思考會增進或減損內心的平靜，以及偵測癌症可能引爆的情緒地雷絕對是有幫助的。

心智的煩惱：我們的痛苦故事

試著想像下面的情節：瑪格麗特和愛麗絲這兩個病人最近被診斷出罹患乳癌，腫瘤科醫生見過她們之後給了類似的建議，即將著手進行一連串預後樂觀的治療。從醫學上客觀來看，她們的病情很類似。

愛麗絲的思考脈絡是這樣的：「嗯，我不期待這會是個輕鬆的療程，但我以前也經歷過艱難時刻，感謝上天，這種疾病是可以治療的，而不是無藥可醫。醫生給予我很多支持，平心而論，我復原的機會很高。」瑪格麗特的思考模式則有所不同：「我聽過一些關於這個療程的恐怖故事，我可能會受很多苦，而醫生根本不敢保證這一定有效。情況看起來相當絕望，這可能是我人生的終點。」

以完全不同的心態來面對同樣的情況，所帶來的情緒反應迥然相異。儘管這些情節為了說明的目的而經過簡化，但大致可以反映出在我們的支持團體中，像瑪格麗特和愛麗絲的病人會有的心情。當生命的困境令人困惑又可能危及生命時，一個人會在悲觀和懷抱希望之間搖擺這樣的情況並不罕見。雖然這情緒雲霄飛車之旅既正常又普遍，我們還是希望強調以下幾個要點：

- 你接受和評價的方式決定了你對人生挑戰將如何反應。
- 你不需要逆來順受，不需要受你的煩惱和喪氣想法所俘虜。
- 正念扮演一個重要角色，使你不被惱人想法與不必要的情緒折磨。

想法猶如脫韁野馬

在心理學領域，有數種治療學派著重於探討思考模式如何影響情緒、增加焦慮和憂鬱的機會，增加適應這個世界的困難度。這些思考模式在日常生活裡顯而易見，例如有時候你會陷入自言自語的情境：「哦！看看現在已經幾點了？如果我要準時出席，最好加快動作。」或者是，「該死，又是我要煮晚餐！為什麼沒有其他人可以跟我輪流呢？」你可能可以辨識出這種自言自語，這是一種腦海裡持續的陳述聲音，隨著事情的發展，不斷地批評和判斷狀況。思想模式也能以更為隱蔽、有組織性或根深蒂固的智力結構來呈現，稱為基模（schemas）。

基模好像模板，所接收的感覺訊息通過基模，篩檢出事物的意義。因為我們透過內在表達來理解所獲得的訊息，所以這就成為決定我們經驗的關鍵因素。我們如果說某個人「透過浪漫的角度來看世界」，就是意味著基模決定了那個人以無可救藥的樂觀看待生命的情境和事件。仔細觀察你自言自語時通常會說什麼，會得到辨識自己獨特基模的一些線索。通常，別人會更容易看出你的內在基模，因為對基模的主人來說，基模根深蒂固，很難意識到，鮮少受到質疑。就好像旅人到了世界的另一端，發現和自己文化攸關的事物時，才會顛覆先前看事情的觀點。原先世界如何運作，以及人與人之間如何運作的假設，就不再適用。

使用自動化模式來處理經驗的問題是，無論故事正確與否，你的身體會對腦中陳述故事的聲音做出反應。激發出警覺意識的想法，透過壓力反應造成身體的警覺，如果你對扭曲和痛苦的想法慢性中毒，身體也會逐步被這些想法控制。隨著時間過去，這樣的想法會導致恐懼、慢性壓力、自我譴責和憂鬱。人們會深深陷入憂慮的泥沼中不可自拔，成了一台憂慮的機器。

◎思考的陷阱

扭曲的認知、功能不良的思考模式和適應不良的基模，是心理學的常用詞語，用以描述人們受限於內在慣用的現實表達方式，導致知覺扭曲和判斷偏差的傾向。有幾種思考方式讓我們容易遭到思考的誤導，摘錄數例如下：

貼標籤或刻板印象：以固定或不變的方式看待人或事，忽略其他面向或可能性，例如，「我的醫生不關心我」，或「女性是弱者」。

驟下結論：在缺乏明顯證據的支持下所做的解釋，例如，當醫生忘了提起一個檢查報告，你便下結論「這結果一定不好」。或者朋友沒有回你電話，你說：「她不想跟我說話，她一定在生我的氣。」

悲劇式的誇大和淡化：誇大某些看似負面事物的重要性或可能性，或淡化看似正面事物的重要性和可能性，例如，「醫生建議了另外一種治療方法。這真是糟到令人難以忍受。」或是「我的成就微不足道」。

情緒性的推理：因為你感覺如此或害怕如此，所以相信那一定是真的，例如，腫瘤科醫生在看診時只給了你一點點時間，所以你想，「我覺得不受重視，我的腫瘤科醫生不喜歡我。」或者當你注意到自己的恐懼，你會想：「如果我有負面的想法，疾病就會復發。」

思想濾網：挑出一個情況或經驗的局部面相，讓它影響你對整個事件的看法，例如，在醫院很難找到停車位，所以你認為「這家醫院糟透了」。

全有全無的思考：把每一件事都做非黑即白的分類，例如，你的另一半在飯後沒有幫忙收拾，你就說：「家裡的所有事情都是我做的，你完全不在乎我！」或者你收到一個檢查報告，結果是你不想要的，你就覺得：「我沒有一件事情是順心的。」

個人化：明明還有許多其他合理的原因或解釋，但你卻認為事情是針對自己，例如，你認識的某個人朝你的方向走來，但在靠近你時突然轉彎朝另外一個方向走去，所以你想：「那個人不喜歡我，剛才還試著想要躲開我。」

必定如此或完美主義：想著你一定或應該要以一種特定的方式表現，否則事情就大條了！這個假設通常夾雜著若未能如願時，不符實際狀況的後果，例如：「我一定要當個好病人，否則我的醫生就不會好好照顧我。」或者，「我一定要儀容整潔，否則其他人會看到我的不完美而排擠我。」

◎覺察當下的意念

覺察會讓你更快辨識出何時掉入思考的陷阱，看見這些陷阱如何限制你的生活。一開始你可能是自動地做出反應，但覺察給你選擇的可能。覺察能幫你辨識並挑戰你的預設立場和扭曲想法，所以你可以對情況獲得一種更為平衡的理解，讓新的解決方案、可能性或感覺浮現。當你意識到你在進行這些思考模式時：

- 想法僅是想法，它們不等於現實。如阿爾弗雷德．科日布斯基（Alfred Korzybski，波蘭裔美國科學家、哲學家）所說：「地圖並非疆域。」
- 記住，「你」不是「你的想法」，它們浮現、消逝，如同海中的潮浪，而你更像大海，而非浪潮。

以下是一些你可以問自己而獲得幫助的問題：

- 我怎麼知道我的假設是正確的？證據是什麼？

- 有沒有其他可能的解釋，或不同的看待問題方式？
- 即使是真的，後果一定有我想的那麼嚴重嗎？
- 這真的是最有幫助的解釋方式嗎？或者還有其他可能的解釋讓我更能接受，並採取行動？
- 只因為事情在特定時間和情境是真的，就代表它永遠都是真的嗎？
- 在規則之外有沒有例外？有沒有新的規則能做為我行為的圭臬，而不是以自我設限的信念來框住自己的行為？

請你認清無論想法正確與否，自我耽溺的囈語會將當下的美麗和可能性從你身邊偷走。

練習7．1 挑戰你的預設立場

用下面的表格當範例，拿一張白紙，回想一個困難的情景。當你發現自己對一個情境有強烈的情緒反應時，就是進行這個練習最好的時機。你的反應可能連你自己都覺得過分強烈。用這個表格陪伴你回顧整個經歷，幫助你了解自己的反應，和在這樣的情境下自己有什麼選擇。

	▲反應範例
▲情境 描述帶有不愉快情緒經驗的事件。僅列出事實，就像一台攝影機只捕捉到畫面，不加上任何解釋。	朋友在人行道和我交會，卻沒有和我打招呼。
▲情緒 描述被激起的情緒，例如憤怒、傷心或害怕，並且在1到10的尺標上評估情緒強烈的程度。	心痛（10），被拒絕（8），憤怒（6）。
▲自動化思考 你能辨識出負面情緒產生之前有什麼想法或原因嗎？	他故意忽略我，他知道我有癌症，所以他避開我。或許從今以後，他再也不要和我有任何瓜葛。他怎麼可以在我最脆弱的時候背棄我？
▲思考的扭曲 從上個章節「思考的陷阱」列表中，辨識出每個自動化思考可能的扭曲或限制。	驟下結論、誇大、個人化、悲劇化。
▲其他可能的反應 在這個情境下，你能夠有什麼樣不同的想法或表現？	她沒有看到我，或許她有心事，或許因為她不知道該怎麼面對我，所以避開我。我可以打電話給她，了解到底發生了什麼事。
▲結果 如果你用其他可能的反應，取代自動化的想法，會有什麼感受或表現？情緒的強度會有所不同嗎？	減少痛苦、被拒絕和憤怒的感覺。採取實際行動了解發生了什麼事，增強自我的力量。

「不知道」的心

先前的練習強調，覺察能幫助你辨識並處理不安的思緒。或許更為徹底的洞察是能把想法看成只是想法。當你能夠透過練習得到這樣的理解，成為自己心智過程不偏不倚的見證人，你就減低了想法可能對你造成的限制。你會減少對所謂的「腦頂囈語」的認同，也就是大腦皮質層（也就是大腦的頂端）之中產生的自言自語。經過練習，你或許可以發現自己會減少論斷的衝動或得出僵化結論。當心智沒有充滿念頭，也就是當想法退下時，更多的清明空間與開放心態就能顯現，也就是第三章說的初心，又被稱為「安靜的心」或「不知道的心」。在某種意義上，當你的心智不知道，不屈從於經想法所慫恿而得出的錯覺時，這就是一種智慧心，一種能超脫陳腐和傳統視野的心，一種能隨生命起伏流轉而與之呼應的心，是一種平靜的心。

行走靜觀

大約在這個課程進行到一半時，我們會向學員介紹正念行走。有時候學員會有一些困惑，很多人將散步當做一種溫和或中量程度的運動，或者只是離開崗位出去走走，把日常生活的顧慮拋諸腦後，走進大自然。大家也喜歡在散步時做做白日夢、思考問題或與朋友談天。雖然這一類的經驗讓人很享受，也會有所收穫，但正念行走卻是完全不同的事。正念行走靜觀是離開靜坐墊走入世間的練習方式。行走靜觀能將當下覺知帶入你從事的所有活動和經驗。

你可以在任何空間足夠站立的地方練習，往選定的方向走個幾步。傳統上，行走靜觀通常是在限定的範圍裡進行，例如在一塊空地上來回行走。行走靜觀不像一般走路，沒有特定的目的地。每一步都要帶著充分的當下覺察。請跟著練習7．2的說明進行。

練習 7．2 正念行走靜觀

一開始先輕鬆地站立並保持平衡。開始走之前先釐清你的意圖：行走並完全覺察當下每一刻、踏出的每一個步伐，感覺身體所傳遞的感官經驗。

首先，在靜止的狀態，僅感覺到身體平衡的站立和呼吸著。雙手交握，動作緩慢而刻意放在身前或身後都可以，手臂不需要來回擺動，以溫和的眼光望著前方幾步之遙，去看，但不用看到什麼，也不需要低頭盯著你的腳，而是去感覺你的腳在那裡，體認到腳自己知道該如何走路。

清晰與專注同時存在，開始踏出第一步，並且感受發生了什麼。注意一開始重量如何轉移到其中一隻腳，再提起另外一隻腳，向前移動腳掌和整隻眼，再把腳掌放在地上。現在開始把重量轉移到這隻腿上，展開下一步，以開放、好奇與驚喜的心態，留意每一個步伐。

或許臉上會出現一抹感恩或感謝的微笑，感謝因這個練習而在臉上找到表情的機會。內心注意每一步的過程，移動重心、提起、向前、放下，讓覺察貫穿每個過程。

在接近行走靜觀區域的邊界時，停下來，意識到自己停了下來，開始回身，並意識到自己在回身。開始一個新的過程。

以上是用最簡單的語句描述的基本說明，但要知道有許多變化的可能性，或許放慢腳步，改變原本行走的步調，有助於打破行走時缺乏覺察的習慣，或者走快一點，可能是享受步伐節奏的協調性，並配合呼吸的起伏，每次吐納之間搭配固定的步伐數，擴展這個覺察，使其涵蓋更多面向，就好像靜坐一樣。當然，注意力可能會遊走，所以只要注意這正在發生，再一次把覺察帶回來，不要批評或論斷，只要把覺察帶回來，停頓，以新的一步重新開始，除了用「提起」、「跨出」或「放下」等字眼伴隨每個動作，也可以用其他的，像是「這裡」、「現在」、「警覺」、「驚喜」，任何有助於保持意識專注和警覺的字眼都可以。

將行走帶進這個世界是一種選擇，保持當下每一步都有同樣清晰的目的，聽到聲音、看到形狀和顏色的改變，感覺風吹在臉上，以及每一步與大地的接觸。

再一次，每當注意到意識已經飄向辨識、思考、分析或批判的模式時，在找到念頭的地方放下它，就像放下一根無用的樹枝，展開新的一步。記住，除了充分覺察當下之外，再無其他目標或終點，當你充分覺察時，便已經到達彼岸。

在我們課程中有一名男性，他在每天早晨上班途中，非正式地練習行走靜觀。走路上班是他健康生活形態的一部分，但他之前常經常陷溺在思考和擔心當天工作上可能會遭遇的困難。全心全意的走路造成了什麼改變呢？他說，他開始注意每天路上會固定遇到的一些人，這種情況他之前竟然完全視而不見。他開始跟他們打招呼，交換一個微笑，有時候和他們交談。這讓他在每個工作日早晨有了更愉悅的開始。

思考帶給我們的心智非常大的包袱。花一些時間練習脫離思想的魔咒，透過正式或非正式的覺察練習，來獲得釋放，一段時間後，就能幫助我們分辨想法和經驗本身之間的區別。在你每一天的生活中，會開始注意並挑戰沒有幫助的信念和假設。你能練習保留或緩和你的論斷，讓你能以更清楚和廣闊的脈絡看事情。

如何練習這些技巧

當你發現自己對一個情境有強烈反應，試著覺察自己想法和感覺之間的互動。開始認識技巧性反應的可能，而不是隨著毫無助益的思考習慣而起舞。透過練習你會發現，你能從根深蒂固且毫無幫助的思考模式中釋放自己。

這個階段的練習，我們建議你以行走靜觀或靜坐開始，搭配瑜伽伸展來交替或混合練習。第一天你可以做十五分鐘的臥姿瑜伽，再接著三十分鐘的行走靜觀；隔天可以是十五分鐘的立姿瑜伽，再接著三十分鐘的靜坐。當你隨著課程而進步，我們建議增加正式練習的時間到每天四十五分鐘。

第八章

意象的靜觀

野雁

你不必完美，
你並不需要匍匐苦行
穿越綿延百哩的沙漠，懊悔著。
你只需要讓你身體裡那柔軟的動物愛其所愛，
跟我訴說你的絕望，而我也會告訴你我的。
在此同時，世界持續運轉，
陽光和剔透的雨滴，
正越過風景，
落在草原和森林，
山脈和溪流。
在此同時，這隻野雁，高飛在清澈藍天之中，
再一次朝著家的方向。
不管你是誰，不論你多麼寂寞，
這世界供你的想像無邊馳騁，
你的呼喚一如野雁，嘶啞而高亢的叫聲——
一次次地宣告你
的歸屬。

——瑪麗·奧利佛（Mary Oliver）

在以正念為基礎的練習中，我們使用意象來啟發並增強我們內在的天性，也就是那些經常因為受苦、負面期待或知覺習慣而被蒙蔽或忽略的有益特質與能力。

我們的方法和那些癌症病人經常聽到的方法有很大區別：那些方法著重於透過畫面的想像，達到特定目標或結果。這樣的方法有其理論，但強烈的目標和結果導向的方法，恰好與正念練習的重點反其道而行。我們認為療癒不能勉強或期待，我們只能努力創造一個孕育療癒過程發生的環境。

在培養無為無欲的脈絡裡，你可以用意象來強化存在的面向，肯定生命，帶來正向的，鼓舞人心的覺知。

你的生活畫面

意象是你生活的助力。畫面是世界的表達方式，以類似於語言的方式影響我們的經驗。「意象」並不只有視覺畫面，還涵蓋了所有感官經驗。在第二章我們請你想像自己咬一塊檸檬角，親自體驗身體對於心智活動的反應。大多數人在運用所有感官想像自己吃了一塊檸檬時，檸檬帶有的柑橘類氣味、果皮質地、粗糙的質感、黃澄澄的顏色和多汁的果肉，都會讓消化系統產生非常強烈的反應，最明顯的證據可能就是嘛起來的嘴和湧出的唾液。

當你想起一位摯愛的朋友或家人的面孔時，心裡會有什麼反應？當你想起寧願避免的情境時，例如趕不上飛機，或遭人怒罵時，又會有什麼反應？如果你仔細想想，可能會發現自己每天都依照慣用的模式，持續地對這個世界做內在表達，甚至睡覺的時候，夢境裡的畫面也會觸發相當強烈的情緒。

有些畫面根深蒂固地和人類的想像結合，於是被視為原型，是一些全人類共同分享的畫面，並能捕捉人類經驗當中的重要面向，是跨越不同文化所共享的世界語言。例如，住在高山上的人，通常將山視為神聖的，爬山也常被視為追求靈性的象徵。山脈，是天與地的交界，在許多層面有撼動人心的力量。

山的靜觀

山的靜觀練習出自於喬．卡巴金的《當下，繁花盛開》（*Wherever you go, there you are*），這個練習提供一個途徑，引你覺察人類天性裡值得努力留存和彰顯的面向。有時候你可能會想在室外練習山的靜觀，外面的世界會提醒我們是大自然世界的一份子。

練習8．1是山的靜觀的說明，你可以數種不同的方式使用。你可以讓朋友讀給你聽，也可以先錄好再播放，或者你也可以只是簡單地讀出來，然後以你對說明的大略了解做為基礎，引領自己進入山的靜觀。

練習 8・1 山的靜觀

你能以任何姿勢來做山的靜觀，但坐姿可能是最好的選擇，因為坐著的身體和山在形狀上有相似之處：底部是寬厚的，而越到天際變得越尖。

一開始先坐下，無論是坐在地板、坐墊或椅子上，讓你的身體進入舒服、平衡和穩定的姿態。你可以把手輕鬆地放在膝蓋或大腿上。脊椎輕鬆地挺直能將莊嚴的感覺帶進練習之中，有助於心智的警覺。同時，避免過度用力造成僵硬、緊繃的感受。你的眼睛可以張開或閉上，大多數人覺得閉上眼睛有助於想像，而且分散注意力的視覺刺激比較少。

將注意力放在身體上，花一些時間覺察感覺的交響樂正在當下四處飄揚，訴說身體的存在。調整注意力放在身體感覺，利用這個機會軟化或釋放那些沒有意識到，受不必要緊繃所占據的部位。

在心裡召喚山的形象，或許是一座熟悉的山，一座在記憶中有畫面的山，或全新的山。想像山的種種，獨立山頭或是峰峰相連，山峰上是否有冰河、被皚皚白雪或是森林覆蓋著，欣賞山所代表的美麗、堅毅和莊嚴感受。

有畫面了之後，開始培養化身為山的感覺，山和身體逐漸合而為一，腿和骨盆變成山堅實的底座，根牢牢地扎入地殼裡，脊椎成為山的軸心，軀幹和手臂是山的兩側斜坡，頭和肩膀是雄偉的頂峰，山脈亙古不移的特質成為身體的一部分。

不動如山地坐著，讓周遭世界轉換和改變，日出時，破曉的晨曦撫觸著山的臉龐，蒸潤斜坡上的露珠，當太陽往天空的高處移動時，光影變化萬千，而山間的溪流又被當日新融的雪水更新，動物們來到草原享用鮮草和陽光的溫暖，就這樣，從早晨到正午，午後到月夜，夜晚到清晨，在交替循環中，山靜止不動，以和諧的方式呈現美麗和沉穩。

走過四季，山依然亙古不移，當春天的花朵讓路給夏季的蒼翠，山做了見證，不久夏天翠綠的葉子臣服於秋意，大自然的調色盤為樹梢點上楓紅，逐漸轉為棕色。入秋天氣轉涼，日照減少，或許雨、冰和雪正在降下，或許鳥和動物正在遷徙，從高處的草原移到有遮蔽的山谷，或許山間的訪客正討論著山間溫和的天氣或美景，然而山不為所動，靜靜地以它莊嚴的姿態佇立，雋永不變。

你現在坐著，你一直擁有這份山的本性，或許接受到一些山帶來的禮物，或許看到你自己的存在，即便周遭不斷地轉換與改變，你仍具有穩定及不變的能力。

即便有風暴，天氣和人生的轉換起伏自有變化律動，願你保有山的永恆智慧。

湖與樹的靜觀

山只是有助於靜坐練習的自然畫面之一。許多不同的自然畫面都能協助你練習自己想要的特質。另一個常見的練習也在《當下，繁花盛開》裡介紹過。想像湖的特質：她安定且平靜，湖面像一面鏡子，反映周遭世界的光亮。當你化身為湖，平靜和安定會讓你成為一面鏡子，清晰並通透地反映這個世界的變化。有了這份清晰，你能同時向內檢視自己的深度，和豐富的內在資源，向外也能以不被錯覺蒙蔽的清明看世界。

除此之外，當湖面因風雨而起波瀾，你只需要輕輕地沈入湖心深處，在那裡，波濤洶湧逐漸化為一陣陣律動有致的搖擺，就像是呼吸的起伏。因此，即使在暴風雨當下，湖心依然安靜且平和，成為你人生風暴的庇護所，安慰的所在。樹的畫面也有異曲同工之妙：儘管樹枝可能在風暴中狂舞，樹葉可能被掃落，但軀幹只有輕微搖晃，而根部也能深入地底，維持穩定。

在人生不可避免的風暴中，情緒難免受波及，每個這樣的畫面都能幫助你感到安定和平靜。想像自己如湖心深處般平靜，堅實與不可撼動有如一座山，或安定有如生根入地的樹，能幫助你更容易克服這些風暴。

自然靜觀的使用

無論什麼時候你覺得傷感、渺小或軟弱，都可以在任何時間使用這些以畫面為基礎的靜觀，做正式或非正式的練習。

比爾是來參加我們課程的一位前列腺癌病人，正處於等待治療的空窗期。當他得知醫生沒有建議他立即接受治療時，他開始強迫式地經常檢查前列腺特異性抗原（prostate specific antigen，PSA）指數，上升時意味癌細胞增長。他說自己好像在等待指數增加，告訴自己癌症正在惡化。

而比爾的工作也帶給他壓力。他說自己擔任市政府中階官員的工作量把他壓得喘不過氣來，他經常感到被上司輕忽、踐踏、不當一回事。運用山的意象對比爾的兩個情況都有幫助。當癌症病患只能等待病情變好或變壞時，他能夠化身為山，山的韌性與穩定特質能跨越悠長的地質演化年代，練習耐心地接受病情的不確定性。在工作上，面對侮辱或貶抑時，他也更能夠自我激勵，並感到自重、踏實和處變不驚。想到山的意象，山的自由、寬廣，和莊嚴的特質，幫助他超脫辦公室裡的權力鬥爭，並以他的工作自豪。

當你面對生命中這樣的時刻，提醒自己擁有像山一般的特質，能幫助自己度過人生裡的不確定性、漫長的等待、外界的眼光，或對你人格的攻擊。在面對這些困境時，化身為山能幫助你肯定自己的優勢和韌性。

第九章

一日靜默

愛，又愛

這個時刻將會到來，
你會滿心歡喜，
歡迎自己的到來，
你會對在自己門前的自己，鏡子裡的自己，
微笑致意。

你會說，坐吧，吃吧。
你會愛上這曾是你自己的陌生人，
遞酒和麵包給他，把你的心也遞給
他，給這個愛著你的陌生人。

終其一生你忽略了他，
去愛別人。
取下書架上的情書，

相冊和絕望的手札，

把你的身影從鏡子裡撕掉。
坐下，享受生命的饗宴吧！

——德瑞克・沃科特（Derek Walcott）

在為期八週的「正念取向癌症療癒」課程中，第六週和第七週之間，我們會請學員遠離忙碌的作息，花六個小時保持靜默，好好照顧自己一下。六小時真的不多，但令人驚訝的是人們對於在週六花一部分時間來做自我反思和有益身心的事，覺得頗有難度。人們通常一聽到要持續靜觀六個小時都會被嚇到。他們也會覺得這麼長的時間不跟身邊的人講話很難辦到。但實際操作之後，我們通常會聽到「時間過得真快」，和「我們做了許多不同形式的靜觀和瑜伽練習，一點都不覺得難以負荷」這樣的回應。學員通常告訴我們，靜默讓人清明，所以沒有他們想像中的難熬。

我們真心希望你也能接受這個挑戰，替自己安排一個安靜的日子來做練習。不需要按照我們後面所講的時程或形式，甚至可以完全不同的方式進行，重要的是，挪出完整的時間進行靜觀練習，無論是獨自一人或是與同伴一起，最好都完全靜默不語。如果你用心嘗試，收穫的豐碩會使你訝異！

為何練習一日靜默靜觀？

如何運用寶貴的時間？你有很多不同的選擇。那麼為何要把一天當中精華的時間，用來靜默靜觀呢？選擇撥出一段完整的時間代表對自己和療癒的承諾，提升正念練習在你生活中的重要性。它提供了一個機會，讓你更熟悉和親近你自己那不斷起伏的身心，一段學著與自己為友的過程。它也代表了一段個人反思和安靜的時光，緩一緩每天忙亂的步伐。它使忙碌和匆忙的人生變簡單，並增強你長時間覺察和專注的能力。

在每天短時間的靜觀練習中，你沒有機會維持專注這麼長的一段時間，除了增加練習的份量，沒有其他方法能學到這門功課。此外，當你越來越熟練，才會碰到問題，可供你學習。你可以放心，一天之內，你一定會有機會面對自己想要處理的挑戰情緒或想法。

◎但為何靜默？

靜觀時保持靜默有幾個原因。語言是一種用符號表達經驗的方式，與思想、信念和意見息息相關，很容易讓我們偏離以當下為中心的覺察，進一步把我們帶離想要培養的純粹意識。相反地，靜默讓你更靠近自己的純粹意識，更能專注，也為正念練習保留精力。和他人交談、應對需要消耗大量精力，我們希望你能把這些力氣都留做個人練習之用。在團體練習中，我們採用來自傳統靜觀練習的「神聖靜默」（noble silence）方式，不僅保持靜默也避免眼神接觸，所以當你和他人一起練習時，要避免眼神交流或以其他肢體語言溝通。剛開始可能會感到有些尷尬，但如果每個人都遵從這個規定，一段時間之後你就不會感到任何束縛。這段靜默的時光讓你練習讓事情回歸本然的樣貌，在沒有與他人溝通的情況下接受這些事情。一日靜默靜觀有助於個人的深入探索並培養洞察力。

這一天怎麼過

我們的一日靜默練習涵蓋了先前學過的內容，包括瑜伽、身體掃描、坐姿靜觀和行走靜觀、飲食靜觀，以及詩詞的運用。我們也經常納入其他練習，例如吟頌，或以頌缽的方式來做聲音靜觀。日程表範例請見一五八頁。

在這個日程表中，有幾個我們在書中還沒有介紹的項目，包括飲食靜觀；你在第三章以葡萄乾做過練習，但現在你有機會以飲食靜觀的方式吃完整個午餐。原則不變：每次咀嚼都帶著覺察並緩慢進食。在你把食物放到嘴裡前，用所有感官觀察食物的樣貌，注意它的顏色、形狀和細微的光澤、味道、聲音和質感。每次咀嚼的時候聽它的聲音。每一口食物都徹底地咀嚼，當它們在口腔內移動時，留意不同的滋味。等嘴裡的食物全部嚥下後，才接著吃下一口。通常我們會留大約四十五分鐘時間來做飲食靜觀，但如果你喜歡的話，也可以增加時間。

在這個靜默日當中，我們也可以加入上一章學過的山的靜觀，有時候我們用湖或樹的靜觀來替換。在練習正念練習的過程裡，這些方式都是用自然意象來協助你內化這些自然的特質。

◎慈心靜觀

另一種我們在一日靜默練習中會介紹的靜觀方式是慈心靜觀（loving-kindness meditation，傳統上稱為metta meditation）。慈心靜觀是數種幫助你透過靜觀培養特定特質的方式之一。完

9:00-9:15	歡迎、介紹和規則說明
9:15-9:45	臥姿瑜伽
9:45-10:10	身體掃描
10:10-10:20	休息
10:20-10:50	坐姿靜觀：無選擇的覺察
10:50-11:20	站姿或行走靜觀
11:20-11:50	山、湖或樹的靜觀
11:50-12:00	休息
12:00-12:45	飲食靜觀
12:45-1:15	行走靜觀
1:15-1:40	聲音靜觀：靜躺、吟頌、頌缽
1:40-1:50	休息
1:50-2:20	立姿瑜伽或雙人瑜伽
2:20-2:45	坐姿靜觀：慈心靜觀
2:45-3:00	分享、靜觀、結束

全培養慈心靜觀一般要花上數個月或數年的時間。一開始先培養希望自己或與親近之人得到幸福的意念。然後將這份慈念慢慢擴大到較疏遠的朋友、點頭之交和陌生人，之後到你的敵人，而最後是所有生靈。

內觀禪修社（Insight Meditation Society in Barre，位於美國麻薩諸塞州的巴爾鎮）的雪倫・薩茲伯格（Sharon Salzberg），是北美慈心靜觀最重要的專家和導師之一，寫過幾本關於這個主題的經典著作，包括《不要綁架自己》（*Lovingkindness: The Revolutionary Art of Happiness*, 1995），和《心和世界一樣寬：邁向慈心的故事》（*A Heart as Wide as the World: Stories on the Path of Lovingkindness*, 1997）在做這類練習時，參考這些書可獲得更詳細的背景和說明。我們由雪倫・薩茲伯格和約瑟夫・葛斯登（Joseph Goldstein）共同灌錄的有聲書《內觀禪修：逐步帶領你學習禪修》（*Insight Meditation: A Step-by-step Course on How to Meditate*, 2002）的內容改編成下面的說明：

練習 9・1 如何練習慈心靜觀

舒適地坐著並盡量放鬆。不需要做任何事，或讓特別的事發生，不用試著培養特別慈悲的感覺。只要放鬆、自在並舒服地坐著。想像你在戶外一塊寬闊的空地上，散播著意念的種子。

1. 靜觀一開始，先讓慈念向你自由展開，將愛的關懷、友誼、仁慈以及連結等感覺導向自己。僅將意念安住在你希望幸福的意識上，這是正確、合宜且美好的心願。你和所有的生靈一樣，只是想要幸福。你可以想想罹患癌症的經驗帶給自己的種種煎熬，也可以想想從這個經驗中所浮現想要感到幸福和完整的誠摯心願。

傳統上，慈心靜觀有四句話：願我平安，願我幸福，願我健康，願我活得自在。

活得自在的意思是讓日常事務，如家庭和工作，都能夠順遂，沒有滯礙。讓每句話從心裡發出，並用心和它進行連結：只是連結，不去迫使任何特別感覺產生，或讓任何事情發生。

願我平安，願我幸福，願我健康，願我活得自在，你可以用自己喜歡的節奏念，不需要念得很快，可以有適當的留白和停頓。一次又一次地讓這些句子浮現：願我平安，願我幸福，願我健康，願我活得自在。持續默念這些句子，為自己的幸福心願祈禱數分鐘。

2. 納入慈心的下一個對象是「恩人」，就是曾經對你好、照顧過你、對你慷慨或啟發過你的人；那些曾提醒你，你具備全方位的能力，能去愛、去憐憫和覺知的人。如果你想到某個這樣的人，想著那個人的樣子，或者輕輕地對自己說那個人的名字。記住那個人對你做過的好事，或那個人的優點，並透過同樣的句子和心對這個人傳達愛的慈念：願你平安，願你幸福，願你健康，願你活得自在。

3. 在把焦點放在恩人身上幾分鐘，然後讓你的心更加開放，納進你的朋友或所愛的人。如果你想到一位摯愛，可以想著那個人的樣子，說這個人的名字，用感官把這個人帶入你心中，並把這個人納入友誼和愛的慈念之中。看看你是否能把剛剛對自己所發的善良心願發給你的摯愛：願你平安，願你幸福，願你健康，願你活得自在。

4. 下一位納入你慈念之中的人是個「中性的人」，一個你沒有強烈好惡的人，或許是你每天會遇到的人。如果你想到一個這樣的人，記住這個人就像所有生靈一樣，只是想要幸福。你可能不了解這個人或他的處境，但你確實知道所有生靈都想要幸福。所以將你希望給自己和所愛的人的幸福、自由、愛和喜悅，也送給這個人。

5. 你可能希望就此打住，但如果你想繼續，下一位就是所謂的「令你不舒服的人」。一開始最好不要挑那個最讓你頭痛的人，而是找那個只是稍微讓你不愉快的人。隨著練習時間慢慢增加，你可以在心裡找出那個曾經造成你極大痛苦的人，也將慈心擴及至他身上。記住，當我們為對方提供友愛的慈念時，並不是寬恕他對我們造成的傷害，或假裝我們感受到的是另一種不同的感覺，否認我們真正的感受只是承認我們身為生靈共同承受的折磨困境，承認身為生命共同體共存於這個世界的共同連結。

6. 然後將關懷和愛的慈念，傳送給全世界的生命體：願所有的生命平安，願所有的生命都幸福，願所有的生命都健康，願所有的生命都活得自在。

當你做完慈心靜觀後，試著一整天都保持對自己和其他生靈的慈悲心。你會感受慈心練習為你帶來與人互動本質上的改變，一種與人的連結感，也提供了對自私和自我中心想法的解藥。

◎以慈心靜觀做自我療癒

你可能已經知道將治療區分為療癒（healing）與治癒（cure）這個概念。「治癒」通常是指駕馭身體的疾病，讓癌症消失無蹤。另一方面，「療癒」是一個全人取向的辭彙，將身體、心智和靈魂視為不可分割的整體。你的癌症有可能被治癒，但如果你仍然飽受憂鬱或擔憂的折磨，或感到失落或斷裂，那你尚未完全療癒。相反地，癌症尚未治癒，你還是有可能獲得療癒。無論有無具體症狀，你都可以和在身體裡的癌症共存，並依然感到平安。無論就醫學角度而言你是否被治癒了，我們都希望你能感受到這樣的療癒品質或感覺身心完整。慈心靜觀的練習能幫助你邁向療癒的旅程。

蘇珊是一位參與我們團體的女士，大家坐著圍成一圈祈求自己的幸福這件事讓她覺得很不舒服，認為這是自私、不恰當的事。她把這樣的行動視為自我耽溺，並覺得自己不配獲得這樣的善意。總之，她覺得罹癌是自己的錯，而把自己當做在還債。她對自己很嚴格且苛刻，儘管她已經完成白血病的治療，但並沒有獲得療癒，或朝著我們所理解的療癒邁進。當她在一日靜默練習中第一次練習慈心靜觀時，感到不快與憤怒。儘管許多團體成員第一次接觸就認為這是能夠獲得療癒的練習，有些人甚至感動落淚，但蘇珊完全不這麼想。

在下一堂課，她提到自己對於這個練習有所保留，也聽到其他人的經驗分享。她很驚訝這麼多人覺得慈心靜觀是如此平靜、溫暖和滋養的練習，她問他們：「難道你們做這個練習時不覺得自己很自私嗎？」相反地，團體成員分享說，這個靜觀幫助他們感覺到與他人連結，好像他們把對健康和幸福的祝福與希望回饋給自己和他人。就某個層面而言，他們能夠感到人性共同的連結，苦難只是人類共同的境遇。藉由放鬆進入自己對幸福和健康的心願，他們更能夠接受自己對幸福的想望，和其他生物對幸福的追求是相同的，並沒有誰比較自私。

意識到我們皆不足且都受苦的事實，有助於軟化你對自己行為的僵化期待，卻不適用於他人；蘇珊能夠看見別人的苦難並有慈悲心，但對自己卻視而不見。對自己慈悲是邁向療癒之路的要素。練習慈心有助於培養這樣的能力，讓個人意識到自己與朋友、所愛的人甚至是敵人，在嚮往幸福或承受苦難上並沒有什麼不同。反覆的練習首先能幫助你辨識自己的苦難，從而接受不論自己或他人都有懷抱著療癒和慈悲的心願。

如何練習一日靜默

練習完基本的靜觀和瑜伽幾星期之後，我們建議挑一個適合的日子進行個人獨自練習，或邀請可能感興趣或對靜觀有涉獵的朋友一起共同練習。計畫好當天的時程表，依個人喜好可做固定或較隨性的安排，並找到適當的練習場地。一個安靜而溫暖的房間，有寬敞空間和充足照明，或者是室外的場地都很適宜。為了確保不受外界干擾，當然要關掉電腦或手機等等。事先準備好材料，而且如果你需要做引導式的靜觀，先把錄音檔或光碟準備妥當。別忘了也安排一些立姿靜觀、行走靜觀或肢體伸展的時間，與坐姿靜觀交替練習。預先準備好午餐，或把準備午餐當做靜觀活動的一環。一天中最重要的事是：每當你心猿意馬時，把注意力拉回當下，專注在練習維持你的正念。

你可能想要做更自發性的練習，沒有特定的時程表，坐到你覺得夠了就起來走等等。你可能想要搭配鼓舞的音樂，或設計薰香、精油治療的時段，可以加入許多變化。或許可以享受一些詩歌閱讀，如果對進入練習有幫助的話。在一日靜觀之後回歸到生活裡，看你是否能在日常人際互動時，仍維持從練習中汲取的感覺。

第十章

深化與拓展

旅店

身為人類就像一間旅店，
每天早晨都有新事物到來。
一份喜悅、一抹憂愁、一絲刻薄，
某些剎那的覺察浮現，猶如意外的訪客。
歡迎他們吧！即使是蜂湧的憂傷，
暴烈橫掃你的屋子，
清空所有家具。
還是要奉他們為上賓。
他們將你洗滌清空，迎接新的喜悅。
惡念、羞恥、陰謀，
到門口以笑聲迎接，邀請他們進來。
無論誰來造訪，都心存感激，
因為他們每個都是上天派來的使者。

——魯米（Rumi）

如果你從第一頁讀到這裡，並練習讀過的部分，你可能已經在練習中經歷了祥和、安穩和平靜。你可能培養了一些專注力，維持對身體感覺、呼吸、知覺經驗、想法和情緒的意識。我們透過這些練習逐步地引導你，而你可能已經開始體會到，自我意識是如何從這些經驗裡交織而成。

下一步我們要介紹一種方法，可以說是「純粹的存在意識」，稱為「開放意識」或「無選擇覺察」。在無選擇覺察靜觀裡，你坐處經驗之中，並對所有發生的事保持覺察和開放，不帶好惡。你並不追求任何獨特的經驗，也不把自己阻隔於任何發生的事物之外。你不分析、批判或評價，也不對任何發生的事、自己或個人故事產生聯想。你只是對任何在意識裡開展的經驗，單純地保持當下的覺察、開放和感受。起初，最適合做無選擇覺察練習的起點或許是坐姿靜觀的延伸，但你也可以在任何地方、任何時間，以任何身體姿勢練習。

練習 10．1 無選擇覺察

坐下來。用平衡和開放的姿勢舒服地坐著，保持脊椎挺直。自然的呼吸，定心。開始以覺察觀注身體，以友善態度歡迎所有事物。

安頓下來，讓注意力穩定地放在身體的覺察上，把注意力轉移到呼吸的覺察一會兒，並以類似方式逐一覺察其他感官，好像在對感覺抽樣，或是透過每種知覺模式，對浮現的感覺做覺察的確認，世界帶來的的經驗以不同頻率的振動和感覺途徑來做呈現，刻意去感受視覺、聽覺、嗅覺、味覺、情緒和想法，讓每種感官占據舞台一段時間，盡可能地汲取經驗，意識到任何浮現的經驗只是單純的感覺，不用稱呼它、辨識它或解釋它；同時也留意任何想要用這些方式分析的意圖，並在發生當下放下它。

在某個時刻，放下任何特定的意識焦點，對任何浮現的經驗保持更為平衡、開放、接受的態度，成為一個公平的感受者，對經驗沒有對或錯的判斷，在意識中心注意任何出現的經驗，不要屈服於解釋、反應或批判的需求。就像黑夜過後，黎明必定到來，其他經驗必定會移到焦點的前緣，取代先前的經驗。讓所有經驗在廣大的意識裡呈現，有時候或許會發現對某方面的經驗有些執著，並意識到失去了正念，沒關係，退一步，再一次從當下開始，恢復正念，這種過程可能反複出現，如果出現得太頻繁，不妨花一些時間透過坐姿靜觀覺察呼吸，重新找回專注力，在下一刻再回到無選擇的覺察。

無選擇的覺察為洞察力之途

正如同無選擇覺察的說明所述，當你能跳脫自我限制的想法與個人的經驗牢籠時，你就能看到個人存在的本質；而當你陷入個人習慣、擔心、受問題所制約時，則會被蒙蔽。

當你體認到事情的「本質」正如它們當下所呈現的，也就是它們最原始、沒有被想法或定義的樣貌，你就能與存在的美麗連結。你也可以看見這個表象世界是不斷變動的，以無常為印記。這樣的體認會讓穩定和持續的自我觀念受到威脅，而如果你能練習放掉個人分別心的錯覺枷鎖，就會獲得釋放。在這個境地，無選擇覺察的方法能讓你一窺何謂完整。

無選擇覺察與癌症

當然，任何確定罹患癌症的人，關於未來的擔憂和恐懼幾乎無所不在，受負面念頭制約，每天的生活都受到影響而攪盪。如果症狀難捱，不斷提醒當事人疾病的存在，更是難受。

茱莉亞，一位有移轉性乳癌的病人，分享了她對這些事情的看法。她提到別人（通常是沒有罹癌的人）經常勸她「活在當下」，這對她而言很難想像。理智上，她覺得這些建議很有道理，但要跳脫對未來煩惱的想法並不是容易的事，她經常擔心年紀還小的孩子以後沒有媽媽照顧他們，陪伴他們長大成人。

對茱莉亞來說，正念練習，特別是無選擇覺察，是個重要關鍵。無選擇覺察靜觀讓茱莉亞第一次能夠保持對恐懼的當下覺察，用一種和以前截然不同的方式來與之連結。一開始她根本是在和這些想法打架，試圖將之拋諸腦後，完全避免去想。然而，矛盾的是這個掙扎的過程反而強化了恐懼的念頭，在腦中揮之不去。茱莉亞讓自己的生活重心變成如何和這些恐懼對抗，也因為如此，恐懼反而更加難纏，霸占了她人生舞台的中心位置。

在正念練習中，茱莉亞刻意地開始練習，學著只是單純地意識到這些想法存在，不用任何方式與之互動。在沒有抗拒或逃避的情況下，透過覺察呼吸的穩定律動，她培養出處之泰然的心態。沒有抗拒的存在於當下，讓她找到讓其他經驗浮現的空間。她體驗到自己的恐懼所產生的念頭，以及平靜的時刻。對癌症帶來的未知依然忐忑不安，然而，她也能在每一刻安坐當下，依著對身體感覺的覺察獲得安頓的體驗。她對身邊鍾愛的人或事有深刻的體察：他們是如此珍貴，而且現在正陪伴在她的身邊。

隨著練習時間的持續，正念練習幫助她培養看見人生完整性的眼光，不讓癌症宰制她人生的全局。茱莉亞覺得關鍵是直接面對殘酷的處境，這使她更能像別人建議的「活在當下」。儘管她最後說：「說得容易做得難。」但她堅毅地選擇開放自己，面對全部的經驗，找到活得自在的方式。

第十二章 走進世界

海洋

我覺得我的船
在廣袤的深處撞上了，
一個巨大的
虛無
真的發生了！虛無……靜默……浪潮襲來。
什麼也沒發生？其實什麼都發生了，
而現在，我們正安靜展開新生活……嗎？

——吉梅聶茲（Juan Ramon Jimenez）

不管一開始你是感到有些懷疑或猶豫，或是你真的有學習的熱情，我們都希望你能夠用好奇和期待來探索這本書，也希望你已經展開了自己的正念旅程。如果你的旅途已經開始，在這過程裡你可能已經學了許多有關正念和自我的功課。或許你已經參加了一些課程、工作坊或一日靜觀活動做更進一步的練習，並且打從心裡覺得正念為你的生活帶來改變。現在問題來了：下一步要做什麼呢？許多沒有每天練習的人說，沒有遵照擬定好的練習計劃，練習帶來的好處可能會剛萌芽來不及綻放便在枝頭凋謝。

你並不孤單

如果你單獨一個人在張牙舞爪的世界裡練習正念，在紊亂的現代生活和與正念秉持的理念迴異的社會氛圍中，持續不斷地練習會是艱鉅的挑戰。事實上，許多誘人的活動會分散你的注意力，其他的責任義務也有可能削弱你持續練習的決心。

有一種能幫助你持續練習的方式，就是參加或組織正念團體。全世界有數以百萬計的靜觀者，這是令人振奮的事實。想到此時此刻或許有數以百計的人，在世界的某個角落練習慈心靜觀，並祝願你幸福。體認到當你坐著練習正念靜觀的同時，有許多人也正和你一起練習，是多麼令人歡喜。

幾乎每個團體都有像你一樣的人，希望過正念和覺察的生活。幸運的話，你可以找到定期聚會、一同學習和實踐的團體。你住家附近可能就有一間靜觀中心或瑜伽工作室，在那裡你可以認識其他靜觀者，並且安排練習靜觀的機會。我們知道有許多朋友間組成的小團體，非正式地聚在一起練習，結束後一起喝杯茶，互相交換心得。有一位完成了八週課程的女士，憑藉個人的力量安排了一次大型靜觀練習會，她邀請一位著名的老師到鎮上教學，還因此認識了許多志同道合的朋友。

許多規模較大的中心可能有佛教徒參與，經常提供新人學習靜觀和佛教戒律、教誨的機會，但你不需要放棄個人原本的信仰。有許多不同的靜觀傳統和練習，你可以依照個人喜好挑選適合你的練習環境。可能需要從嘗試錯誤的過程中，找到適合自己的方式。

你可以在家門口或網路上找到關於正念練習的訊息。有許多著重於智慧傳統的優質出版品和網站，有助於開拓視野，並持續不斷的提醒你練習的要點，所以我們把其中一些列在附錄中，協助你運用這些資源。

每週的開放式團體

參加正念練習團體能讓你的練習經驗更豐富，也能使你得到支持。我們要舉一個我們參與的非常特別的團體的故事，做為例子。從一九九九年開始，每週四下午，我們的癌症治療中心就會有一群「幸運兒」聚集，花一段時間進行團體靜觀，分享感想、相互支持。成員有兩個共同點：每個人在他們人生的某個時間點都被診斷罹患癌症，也都參與過我們八週的「正念取向癌症療癒」課程。

每週進行的方式都一模一樣。一開始靜觀一段時間，我們會把靜觀鈴在圓圈內傳遞，鈴聲響起時每個人都可以分享他們的生活、病情和練習的心得，如何使用這段時間完全取決於他們自己。他們分享的是生活上可大可小的事件，通常是關於他們對於靜觀在他們生活經驗裡所扮演角色的觀察。這經常是深刻分享的場合，也有許多幽默的片段，基本上這是在人性基礎上相互連結並彼此支持的方式。

然後我們透過瑜伽體位法做肢體活動，最後在一小段靜觀練習中結束；練習的方式很多元。儘管我們通常是以靜默的方式一起坐著練習，但在春日天暖時，我們可能走到室外在鄰近河邊散步，呼吸新鮮的空氣，聆聽流水聲，並感受大地在我們的腳下，風吻著我們的臉，溫暖陽光輕撫我們的肌膚。我們讓成員在團體裡交流他們曾經體驗或參與過的其他練習方式，歡迎他們對新靜觀方法的建議與探索。我們曾經邀請客座老師為團體上課，介紹氣功（中國式的靜觀和呼吸練習）和太極（現在越來越多人熟悉的一種動態靜觀）。

這個團體也彼此支持，共度艱困時刻。有一位女士因為癌症病情惡化而無法出席，我們為她錄下每位成員所唸的一段引導式療癒練習。我們共同編寫錄音內容，而成員們選出想要加入錄音的內容，和各自想唸誦的部分。再由這位女士的好友把CD成品帶到家裡給她。她告訴我們，當她不能親自參與的時候，這份錄音幫助她獲得平靜和慰藉。她持續地聽這份錄音，直到她因癌細胞擴散而去世，許多團體成員都出席她的葬禮。

隨著數年來看著這個團體不斷成長，我們逐漸產生對這個團體進行更深入研究的興趣，因為我們在其中發現當初對八週團體所做的研究裡沒有見到的現象。為了這個研究，我們對七位長期參與的成員進行簡單訪談，只是單純地問他們，為什麼每週都出席這個靜觀團體。從中我們學習到相當深奧的功課，他們的故事幫助我們看到這數年間他們身上的一些發展過程。起初，聚在一起練習，幫助他們徹底改變看待生命困境的觀點。他們學會放開控制的錯覺，覺察當下的每個時刻，這幫助他們更容易面對癌症治療延伸出來的需要。這些通常是發生在一開始參與這個課程的時候。之後他們隨即體認到，這八週的團體只是冰山一角。他們告訴我們：最深刻的改變從上完課那時才開始——繼續週復一週、年復一年的靜觀。

在練習初期所面對的功課，是在面對壓力生活事件時如何自我調節情緒的反應，並且是有意識地反應，而非反射動作。之後，除了在剛剛提過的部分繼續精進外，靜觀也幫助他們獲得成長和轉化，更進一步地開始重視培養感恩的心和對他人的慈悲心。他們形容自己在生活裡更能感到和他人緊密相連，持續體認到慢活的價值，並享受與大自然的連結。

過程中出現一個有趣的話題：靜觀練習如何有助於增強他們的靈性。他們的說法不帶有任何宗教意味，與奉行某個特定宗教和相關儀式無關。相反地，靈性指的是感覺到與比自己更大的某種事物的連結，通常與尋找生命意義與目的等議題有關。儘管在「正念取向癌症療癒」團體裡，我們刻意避談靈性和宗教，但隨著時間發展，我們訪談過的大多數人都不約而同地提到這個主題。

另外一個對於團體成員相當重要的部分，是來自於團體本身的支持，以及來自共同經歷類似經驗的罹癌者的互相陪伴。儘管在每週的團體裡並不一定會談到癌症的病程，但僅僅意識到彼此面臨共同的逆境，便有助於團體的緊密契合。其中一位參與者做了這樣的結論：

這個團體的真正特別之處是聽每個人如何反應。你能夠聽到某人談論他所受的苦，而你能體會包容。不需要走開。在我經歷這個團體以前，我會想要逃開，真的很高興有這樣的機會了解這些，不會想要逃避了。

【第三部分】

症狀控制和日常生活的正念

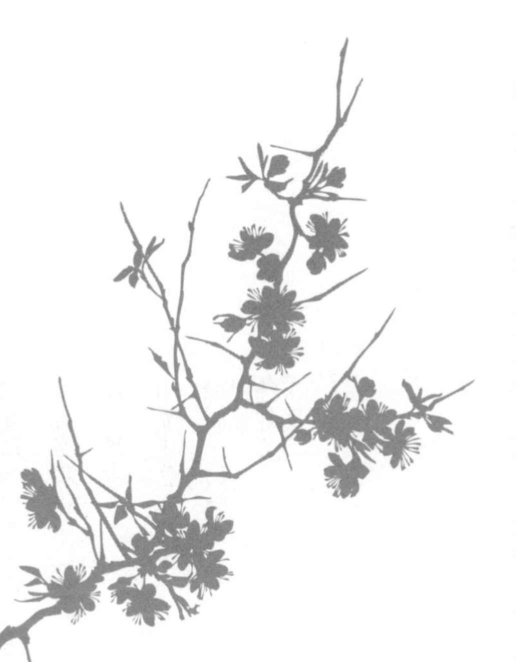

第十二章 運用正念來調適癌症相關症狀及副作用

我對內心的慾望說：

你到底為什麼想要渡過這條河？

河道之上沒有旅人，無路可走。

你有見到任何人在岸邊徘徊，或歇息嗎？

那裡完全沒有水，沒有船，沒有船夫。

沒有纜繩，更無人拖曳。

沒有大地，沒有天空，沒有時間築堤，沒有淺灘！

在那裡，沒有身體，沒有心靈！

你相信有個地方能平息你靈魂的渴求嗎？

在無涯的虛空中，你什麼也找不著。

唯有堅強起來，進入自己的身體，

唯有在那裡，你能穩穩立足。

仔細思考，

不要走岔了路。

拋開一切幻想，

穩穩站在你所在的地方。

——卡比爾（Kabir）

面對癌症所牽涉的不僅僅只是癌症本身、治療過程，或對預後情況的擔憂而已。擺在眼前的那些惱人的身體症狀和治療副作用，也會引起極大的折磨。這些困擾從最明顯的外在表徵——掉髮，到內在的變化，例如自我形象的改變，以及體力大不如前、極度疲勞、睡眠障礙——夜晚失眠、白天疲勞、日間嗜睡，而使得夜晚更難入睡。

癌症患者也經常遇到許多類型的疼痛。導致惡性失眠的循環，從組織切片檢查、抽血、化療、放射線治療等，到術後疼痛和持續的痛楚，以及疾病本身帶來的痛苦。在這本書裡學到的方法，適用於以上所有問題，還有助於減輕壓力，並改善整體生活品質。值得注意的是，煩惱所引發的刺激和發炎反應，可能會加劇副作用，但研究報告顯示，單是放鬆本身，就能降低這些副作用的強度。

掉髮和自我形象認同的轉變

化療後一個最令人困擾的副作用就是掉髮，許多人認為這是癌症患者的正字標記。掉髮使得癌症患者很難向其他人隱瞞病情，甚至連患者自己也難以對自己否認這一切正在發生。人們通常非常重視自己的頭髮，這是你之所以是你的一個重要特徵。或許你會形容自己是紅髮或金髮，是長的或短的，直的或捲的，這是自我認同的重要部分。或許在這之前，你都沒有意識到頭髮對自己的重要性，直到頭髮開始整塊脫落，而你必須在洗完澡後清理卡在排水孔的落髮，連你都認不得鏡子裡面的那個自己。這個鏡子裡盯著你看的可笑禿頭到底是誰呢？掉髮這個無可爭辯的失落標誌，引發強烈的哀悼感。熟人可能與你擦肩而過卻沒有認出你，這讓你開始懷疑：「我到底是誰呢？」

當頭髮這個女性外在特徵消失時，女人常會被誤認為是男人。有時如果沒有戴假髮，你的孩子可能不願和你一起出現在公眾場合，或者不想邀請朋友來家裡做客。「現在大家是不是都只把我當成一個癌症病患？」這個在外表上的巨大轉變，可能也讓你開始懷疑其他部分的自我認同。「我還是原來那個母親、父親、木匠、律師或行政助理嗎？到底什麼讓我成為我？我怎麼樣才能找回那些東西？」下面的靜觀練習可以幫你檢驗這些由癌症經驗所引發對自我形象的基本質疑。

練習 12．1 你是誰？

舒服地坐著，身體保持平衡，腰部挺直，輕鬆地呼吸。花一點時間，跟著你的呼吸，注意空氣進出你的身體，感覺呼吸的節奏。把身體視為一個整體，隨著每次吸氣、吐氣而起伏。過了一些時間，當你感覺整個人在呼吸的律動中安定下來，開始默默思考下面一連串問題。問題會從一些比較次要的方面開始，例如你所擁有的東西：「我是我所擁有的東西嗎？我是由我擁有的車子、房子、衣服和鞋子來定義的嗎？」

你可能還沒有準備好回答這些問題。重要的是對自己提出這些問題，給自己一點時間，在呼吸之間對每個問題稍做停留，然後問自己：「如果我不是這些東西，那我是什麼？」同樣地，對這個問題你可能不會馬上有答案，只要試著在呼吸之間對這個問題做停留。

或許接下來可以開始思考你較為關心的面向：「我是我所做的事情嗎？我是由我在生活中扮演的角色來定義的嗎？我是一個母親、女兒、兒子、別人的兄弟姐妹、我的職業、癌症病患，或倖存者嗎？」如果你在生活中不扮演這些角色，那你又是誰呢？

我是由個人特質來定義的嗎？是由我的個性或我的好惡來定義的嗎？我是因我的才華而定義的嗎？我是歌手、舞者、讀者、作家嗎？我是開朗的人、憤世嫉俗的人、愛狗的人，是這些特質塑造我讓我成為我嗎？萬一我喪失了這些特質，那我又會是誰呢？

我是這個有形的身體嗎？現在坐在這裡的這個身體和出生時那個一樣嗎？我的身體與出生時不一樣了，那到底是什麼讓我覺得這是同一個身體？萬一我的身體徹底改變了呢？如果我喪失了頭髮、視覺、走路或跑步的能力，我還會是我嗎？

我是我的心、我的想法嗎？那些永無止境的想法經常浮現又消失在我的意識中，這些想法定義了我是誰嗎？

萬一這些都被奪走了呢？我會是什麼？我還是我嗎？

繼續坐著，靜靜地呼吸，想一下你什麼都不是的可能性。有沒有可能你其實比現在更巨大，你的本質可能與你現在進駐的身體、持有的想法、個人的好惡、才能或生活中的角色，都沒有任何關係？那樣的話會有什麼感覺？

你對自己出生前和死亡後是誰一無所知。在這種情況下，你真的能確定自己是誰嗎？你能在與朋友、家人、社會、外在環境隔絕的情況下，知道自己是誰嗎？

有沒有可能你的核心價值超越了個人的想法和信念，並且與一個更大的存在構成網絡，一個將你與一切眾生連結的網絡，共同存在於這浩瀚時間的一個生命之網，互相連結？

這可能對你而言沒有道理，但沒關係。請繼續坐幾分鐘，思考這個可能性，你其實超越了你所擁有的物質或個人特質，超越那些時時刻刻在改變的東西，你和你的覺知有可能都是一個更為廣袤的恆常意識一部分。

以上這個練習的目的是幫你看見，那些你重視並在世界中用來定位自己的傳統事物，通常都稍縱即逝。你的存在還有一個更為穩定持久的向度，透過靜觀練習和這個可能性相連結，有助於舒緩癌症帶來的自我形象和自我認同改變的痛苦。

睡眠與倦怠

另一個經常令人困擾的問題是，很多與罹癌者和他們的家人很難睡得好，總是覺得倦怠。對於癌症患者來說，倦怠往往是癌症和相關治療所引起。睡眠不好的原因很多：對整個過程的焦慮和擔心，對打破規律作息的煩躁，在不同的地方過夜，服用刺激性藥物引發的身體亢奮，化療藥物的副作用，日常運動或生理活動的改變，飲食習慣的改變等，不勝枚舉。事實上，研究顯示有將近百分之八十的癌症病患在治療過程中有睡眠問題，將近百分之五十的病患在治療結束後仍有睡眠問題。

我們進行了一項研究，訪問將近六十位參加「正念取向癌症療癒」的患者，在參與團體前後睡眠模式的改變。問卷詳細詢問患者一些關於睡眠方面的問題，例如他們上床後多久能入睡、睡眠時間的長短、夜間醒來的頻率、早上的感覺如何，以及使用安眠藥的情況等等。我們的發現十分驚人：參與者在課程後平均每天晚上增加了一個小時的睡眠，並且他們主觀認為睡眠品質獲得改善。他們還反映壓力症狀減少和倦怠感降低。我們還探討了睡眠改善與心情、壓力和疲勞程度改變之間的關係。結果並不令人意外，當人們的壓力降低時，他們也睡得更好，有更充沛的精力。

下面介紹一個簡單的睡眠練習，任何時候當你躺在床上覺得難以入睡時，都可以做這個練習。這個方法包含你在第六章所學到的數個呼吸基本原則和技巧：首先，將呼吸調整到深層腹式呼吸，然後調整呼吸頻率，使吐氣的時間是吸氣時間的兩倍，這稱為「二比一」呼吸法：如果你在吸氣時數四下，吐氣的速度就是八下，慢慢地吐。技巧是吐氣時只能吐出少量空氣，彷彿你透過吸管吐氣一樣。一旦你掌握了「二比一」呼吸法後，就用交替鼻孔呼吸法加入一個新的元素。

首先，仰臥在床上，然後改成向左側臥，這樣會開啟右鼻孔（以及相關連的大腦半球），最後轉成向右側臥，這樣會開啟左鼻孔，讓你的心思進入放鬆與接納的狀態，有助於入眠。這個方法好在它不僅創造了睡眠所需要的生理條件，同時也用數呼吸的方法避免心思亂竄，這樣你就能專注在當下，而不是躺在床上胡思亂想，或者計畫將來的事情。睡眠呼吸練習能創造理想的睡眠環境。

練習 12．2 睡眠呼吸練習

1. 躺上床，並且密切注意呼吸：

a. 讓呼吸變得順暢、深沉。

b. 吸氣和吐氣之間不要有停頓。

c. 調整到二比一的呼吸節奏（吐氣是吸氣時間的兩倍）。

2. 按照以下順序調整呼吸次數和睡眠姿勢：

a. 仰臥呼吸八次。

b. 左側臥呼吸十六次。

c. 右側臥呼吸三十二次。

3. 如果還沒入睡，請重複以上步驟。

良好的睡眠是降低倦怠感的第一步，而運動則是另一個降低倦怠感的好方法。如果能每天練習我們在第五章所教的瑜伽姿勢，可以有效緩解倦怠感。我們也建議盡可能散步，呼吸新鮮空氣。我們建議有癌症經歷的人，每天進行三十分鐘輕度到中度的運動，有助於緩解倦怠感，改善生活品質。

疼痛

癌症患者經常經歷各種不同的疼痛情況，會在任何時候突然發生。腹式呼吸放鬆是應對疼痛的一種方法。正如之前提到的，煩惱會引發刺激和發炎反應，增加疼痛的感覺。單是放鬆本身就能降低疼痛的感受強度。

找一個舒適的姿勢，把意識集中到身體疼痛的部位，就像你在做身體掃描一樣。起初，這好像有點違背常理，而疼痛也似乎更加劇，但請堅持一會兒。你可能會注意到疼痛部位周圍的肌肉變得有一些緊縮，是一種撐住或保護疼痛部位的感覺。這樣的張力可能導致疼痛加劇，增加你的痛苦。如果試圖從意識中阻絕或抑制疼痛的結果，往往適得其反。這裡有一個有用的公式：

痛苦＝疼痛×抗拒

也就是說，疼痛或許存在，但你對疼痛的抗拒，反而加劇了你的痛苦程度。對疼痛的抗拒包括身體肌肉緊繃，和心理上想要消除疼痛的企圖。所謂的疼痛其實有很大一部分是情緒因素。而抗拒疼痛的情緒反應模式，包括苦悶、持續的思考模式和怨懟。從想法和態度層面來看，最令人難以忍受的部分並非當下確切的疼痛感覺，而是「疼痛永遠都在」的念頭讓人覺得受委屈。如果你可以改變對疼痛的情緒反應，用好奇、開放、接納的意識來面對我們的感覺，抗拒和痛苦通常會消失。

將注意力放在疼痛部位，感覺周圍任何的緊繃或抗拒感，緩慢深沉地呼吸，看你能否釋放周邊肌肉的壓力。對有些人，想像氣息或者溫暖的能量進入這個區域有助於釋放肌肉壓力。現在，與其用躲避的方式消極面對疼痛，不如藉這個機會更深入地探索疼痛。疼痛的真實輪廓是什麼樣子？有形狀嗎？界限是固定的還是變動的？強度是固定不變的還是會改變？會隨著時間或姿勢變化而改變嗎？在更廣大的意識脈絡中整合這些感官經驗，可以使一些疼痛周邊經驗的未定性或開闊度浮現，以使疼痛經驗的程度降低。

這並不是一個簡單的過程，有很多書籍探討運用靜觀進行疼痛管理的主題。喬．卡巴金的《正念療癒力》，以及賈姬．加赫納．尼思（Jackie Gardner-Nix）與露西．卡斯頓．海勒（Lucie Costin-Hall）合著的《正念是疼痛的解藥》（*The Mindfulness Solution to Pain*）都是有用的參考書。

喬．卡巴金的團隊針對慢性疼痛患者所做的研究發現，雖然疼痛程度本身沒有隨著時間降低很多（別忘了這些人都有長期的慢性疼痛），但疼痛導致的痛苦確實獲得改變。參加過「正念減壓」計劃的學員，更能和疼痛連結、淡化疼痛的體驗，並把疼痛視為可變的、可滲透和實用的過程。這樣的立場對疼痛研究帶來革命性的改變，也意味著癌症患者在功能和享受生活可能性等等方面的實質改變。

莎朗是一名乳癌患者，在化療期間參加了我們的課程，她當時正在接受一項新的治療，其中包括增加一種藥物刺激骨骼生長，但會導致背部和腿部骨骼的劇烈疼痛。當開始學習身體掃描和坐姿靜觀時，她說在身體承受這樣的劇烈疼痛時，很難把注意力集中在呼吸和指定的身體部位上。團體裡的另一位成員羅琳娜說，她當時也在接受同樣的治療，靜觀時也感到骨頭疼痛，但她能夠把注意力放到疼痛的部位，並且專注在那個部位以放鬆肌肉，使得她本身的痛苦經驗有實質減輕。在討論中，這兩位女士和另外幾位參與者都分享，他們用不同方式注意疼痛部位，讓他們能夠改變和疼痛的關係。雖然靜觀並沒有徹底消除疼痛，但是讓他們更能與疼痛共處。他們也體認到，以前通常是看待疼痛的想法錯誤，才讓疼痛變得難以忍受。

噁心

同樣的方式也適用於其他令人不快的感覺，例如噁心。噁心可能是癌症治療無可避免的副作用之一，儘管新一代的止吐藥物效果很好，病人噁心的狀況已經越來越少。然而，如果你緊張和擔心噁心想吐的可能性，絕對會使情況變得更糟。深呼吸和放鬆有助於緩解噁心的感覺，而靜觀練習能幫助你接受事情當下的狀況。

有些人遇到另一個相關問題是預期性的噁心，當你先前接受某些治療曾產生噁心嘔吐的經驗，會導致習慣性的反應。例如，約翰是我們團體中一位淋巴瘤患者，他在第一次治療後對化療藥物有強烈反應，有過相當嚴重的噁心和嘔吐經驗。當時醫生給他開的止吐藥效果不太好，後來幫他換了效果較好的藥。然而，第一次的治療記憶強烈根植在約翰腦海裡，只要他開車進到癌症中心的停車場，就開始有噁心的感覺。這種感覺在他走進大門朝化療室方向行進的路上變得更加嚴重，強烈的噁心感令他必須跑洗手間好幾次，幾乎要吐出來。

噁心的經歷都是在他沒有接受藥物治療的情況下出現，這些都是他腦海想出來的結果，以及第一次化療的負面經驗所造成的強烈制約反應。這就是為什麼治療一開始擬定有效的抗嘔治療方案會有很多好處。你也可以用我們之前學過的技巧來控制這類的噁心感覺。有一些研究探討了這個可能性，有相當正面的發現。如果你曾經產生預期性噁心，試著按照練習12．3的指導語練習。

練習12．3 降低預期性噁心

首先，找一張舒適的椅子，讓你可以既挺直又放鬆地坐著，然後深深地呼吸。花一些時間和你的呼吸連結，讓呼吸自然變得緩慢而深沉，不要強迫它改變，只要很自然地放鬆。注意身體任何緊繃的部位：眼睛、下巴、肩膀，或者你通常容易感到緊繃的部位，讓緊繃的感覺隨著吐氣消失。花幾分鐘讓自己在這個安靜的地方沉澱：想像自己是一杯渾濁的水，靜靜地坐著讓懸浮顆粒沉到杯底，讓水變得清澈。唯有時間和耐心才能讓這一切發生。

當你感覺清澈而安定，想像通常讓你產生噁心感覺的情境，或許是看見治療中心或走進治療大樓。當你第一次意識到噁心感就要冒出來時，停下來。注意你想像畫面的四周和味道，並注意你身體裡的感覺。如果你感覺有點噁心，沒關係，現在你只要再一次注意自己的呼吸，讓不舒服的感覺過去。只要吸氣和吐氣，感覺腹部輕微起伏，讓肌肉變得舒緩而放鬆。你可以一直停留在這個想像的地方，直到你覺得已經準備好要繼續前進了。如果準備好了，開始想像你自己離目的地越來越近，那個地方或那些事情經常讓你覺得噁心。每走一步，都要了解一下自己當下的狀態，如果你開始覺得受不了，馬上停下來，花多少時間都可以，讓自己回到之前那個舒服和安定的狀態。想像一個畫面，取代讓你感到不舒服的想法，讓你不會想吐，這樣可能會有幫助。可以是歡喜的畫面，或一段美好的回憶、你喜愛的音樂、夏日清新空氣的芳香，或溫暖活潑的顏色，讓你一看到心情就變好。滑雪在我們這裡是非常流行的娛樂方式，好幾個患者都用山上涼爽的空氣和漫天飛雪的畫面，緩和並平息胃部的不適。

最後，你可以在任何適當的時候停下來，想像自己完成了整個活動，不舒服的感覺已與這個活動產生連結。在心中繼續進行。當你繼續練習這個坐姿靜觀時，同時讓身體保持平靜和專注的姿態。

當你想像自己完成整個過程時，讓注意力回到呼吸和身體上，感覺到每次吸、吐之間身體細微地起伏。當你準備好，睜開雙眼，回到你的日常生活。

一旦你做了幾次這樣的靜觀，並且能想像自己經歷所有過程卻沒有出現噁心症狀，你應該會有足夠的信心把這個方法運用在現實生活。就像靜觀練習一樣，每走一步都利用深呼吸和平靜舒緩的畫面幫助你。當你接近讓你感到不舒服的地點時，給自己足夠的時間做調整，如果需要多練習幾次，也不要擔心。

第十三章 了解你的恐懼和其他難受的情緒

如果你能捱過這一瞬間，就不難度過一天。想像創造絕望，佯裝有一個未來，堅持臆測數以百萬計的瞬間，臆測數以千計的日子，因此虛耗了你，讓你無法活在當下。

——安哲．杜布斯（Andre Dubus）

恐懼、哀傷、憤怒、焦慮、挫敗——他們常常被描述為負面情緒。我們並不確定有正面看待它們的方式。這些情緒是在疾病經驗中不受歡迎卻又無法避免的部分，然而這些困難的情緒卻有助於你學習和成長。從情緒傷痛中獲得療癒，是成為全人的成長要件。人生如果沒有經歷這些「黑暗」情緒，療癒不見得能完成。事實上，面對困境才能發掘你真實的力量。在癌症的領域裡，恐懼尤其如影隨形。從醫生說出「你得了癌症」這幾個字的那一刻開始，腳踏地面的實在感就煙消雲散，你的心彷彿在胸口粉碎，恐懼在胃裡擴散。這種感覺偶爾會消退，但並沒有走遠，黑影蓄勢待發，隨時準備反撲，只待隱微的號令。身體某處的一絲疼痛、壓抑地等待測試的結果，或是朋友、醫生的一句話，都可能喚起那個不祥的預感和恐懼。

逃避的弔詭

人們常常竭盡所能逃避這樣不愉快的感覺，這一點也不令人意外。面對某些威脅，逃跑是再精準不過的方法了。在與癌症相關的恐懼和痛苦情緒之中，我們無處可逃、無處可躲。你或許會使用心理防衛機制來逃避或壓抑，這些都是人類常用的把戲，將恐懼驅離我們的意識中心，得到暫時喘息。

不幸地，痛苦的感覺並不會走開，安靜的蟄伏後，一感到威脅增加，或你的心因為持續防備而疲倦，痛苦就會冒出來襲擊。實際上，躲避痛苦的情緒會強化凌駕於你的力量。當你把危險視為如此具威脅性，你不敢正視，這代表什麼？

向痛苦情緒敞開心扉

處理恐懼和其他情緒最有力的方法，就是面對根源，而不是逃避。童話故事《綠野仙蹤》裡，當桃樂斯和她的同伴害怕地見到了可怕的奧茲國魔法師，有人教他們假裝沒看到簾幕後的那個人，就可以避開恐懼。但在真相大白的那一刻，他們看到了自己恐懼的源頭：並沒有魔法師，他只是一個人。跟癌症相關的恐懼以及其他情緒也是如此：想像遠比現實來的更凶險。情緒會帶領你找到力量，而不是摧毀你。你需要的是能讓你開放地面對情緒的環境。

好的癌症支持團體可以滿足這個目的，而靜觀練習也同樣可以提供相對安全的場域，讓你與情緒連結。在廣袤的意識裡，你可以保有、認可並接受你所經驗的情緒，並認識到你並不是你的情緒。你還有很多其他部分，包括意識本身，不僅是恐懼、傷心或憤怒。這樣的過程有一個好處，就是開放地承認你的恐懼，並以實際且有效的方式從根源上因應恐懼。

之前我們談過兩種因應方式：問題導向和情緒導向。情緒通常能指明問題所在，有助於得出務實的解決方案，再以問題導向的因應模式來應對。當我們談到恐懼這個話題時，患者常說他們害怕的並不是死亡，而是死亡的過程和可能承受的一些特定後果，例如疼痛、呼吸困難和生活依賴他人。認清這些恐懼後，我們才能和醫生或你信任的人討論這個話題。透過這個過程，你可以釐清迷思與誤解，學習如何更有效地面對挑戰。其他的恐懼和情緒更適合用情緒導向的方法來因應，例如靜觀。

處理困難情緒

在靜觀練習中，你可能經歷恐懼和其他痛苦的情緒，這些都是經驗的一部分。幸運的是，你可以發掘你需要的力量和勇氣，停留在當下，並以有意義的方式因應。我們經常發現，所謂的勇氣並非沒有恐懼，而是當恐懼出現時能選擇有技巧地回應。

做為正念實踐者，你的第一個任務是在痛苦情緒浮現時問候它，直接認識它。你可以辨識並承認恐懼，可以在意識中帶著這個情緒往後退一步，這樣便能看清它不過是你經歷過的元素之一，而非全部。帶著恐懼，你也可以了解到你有保持鎮定、呼吸和體驗感覺起伏的能力，包括恐懼感和其他感覺。你會認清：恐懼、悲傷或憤怒並不是你的全部。

平復焦慮的心

我們最近帶領的「正念取向癌症療癒」團體的第一堂課中，有位名叫大衛的組員這樣描述他的恐懼：「情況糟到我甚至發現自己已經開始在挑骨灰罈。」他並不是有立即生命危險的人，他已經完成皮膚癌的治療，現在只需要等待，並且希望癌症不要復發。只是等待，什麼具體的事都不做，對他這樣一個只想做些什麼的積極行動者來說，簡直是天大的折磨。

大衛體認到，在這種情況下，他最好什麼也別做，放開那些他無法控制卻又層出不窮的想法和擔憂。這就是他來上課的原因。我們看得出來，這個課程一開始對大衛來說很困難，因為他必須靜靜坐在那裡，任憑強烈的焦慮在腦海遊走，而他只想把它們趕走。不幸的是，這種做法對念頭無效，這就像對自己說「我必須放鬆！」但你全身肌肉卻更加緊繃難以放鬆，這反而是緣木求魚。這就是靜觀的弔詭之處。

唯一能讓大衛通往他渴望的安祥與平靜之地的方法，就是放下緊張和努力，讓念頭只是存在，無論他多麼不喜歡，都試著開放他的意識包容這些念頭，並且了解他不需要做任何回應。他只需要將注意力拉回到呼吸和當下經驗的其他視角，見證經驗的全面性，而不被恐懼俘虜。從某種程度來說，煩惱是一種習慣，每一次我們對付煩惱時都全心投入，這樣其實強化了，或者說養大了這個習慣。只要選擇安住在煩惱的這個當下，就可以切斷煩惱的主要能量來源，亦即你對它的反應。

我們常常用比較或比喻的方式來解釋正念練習的方法。例如，靜觀中你可能會遇到問題、煩惱以及隨機冒出的想法，就好像雲朵在清澈、蔚藍的天空中飄過。有些日子，天空可能佈滿雲朵，可能是蓬鬆的小雲朵或雷電交加的烏雲。有些日子天空可能比較晴朗，或者只有淡淡薄霧。就像你無法控制天氣一樣，你也無法控制浮雲般的想法。這些想法出現、飄移，又消失；這些想法無論是輕如鴻毛或是重於泰山都不重要。事實上，想法只是想法。這些想法不是真理，所以你不用做出反應，或者嘗試抑制，那些只是心智活動，當頭腦閒置時就會自然浮現。

就像你突然想起忘了關走廊的燈，你不必馬上跳起來、衝回家關燈。也有可能你根本沒忘，即使忘了又怎樣？你接下來可能想到晚餐想吃義大利麵，或者車子該洗了。事實可能是如此，但現在你可以選擇注意呼吸。很多想法都只是腦中的胡思亂想，接受它們本來的樣子，然後繼續過日子。

或許你感到不安，想要馬上開始忙碌的一天，或者在腦中列出待辦事項的清單。請你意識到這些都可以等，到你真的該做那些事情的時候，它們還是會在那裡等著你。現在請保持沉靜、安心，回到呼吸上，不要錯過這個當下的時刻。品味這一刻，放開那些分心的想法，回到呼吸和身體感覺的當下，每當心思偏離主題，就重新來過。當你意識到自己的心思浮動不停時，不要因此挫敗而放棄，接受心思無可避免的亂竄，並且為了意識到這點鼓勵自己一下，然後再重新開始。你終會了解想法只是想法，無論緊急與否，都只是大腦創造的雜訊，不是你的全部。在想法之外，你是無窮盡的藍天，比任何轉瞬即逝的想法廣大且久遠，並且穩定、深沉而清澈。

困難情緒的解藥

因應困難情緒的一種方法，就是運用並進一步發展、強化你既有的能力和特質。例如，慈心靜觀就是因應恐懼的良藥。心靈經常被稱為勇氣之家，和慈愛結合能讓你與對你最有意義的事物連結，更加堅定目標和決心。

信任也能讓你不再恐懼。生活中培養信任的來源很多。發現自己可以與恐懼共存，不被恐懼所摧毀，能培養自我信任的能力。發現自己能活在當下，並找到與自己的任何念頭連結的方式，而不被摧毀或吞噬，這個過程本身也強化了這種信任。

信任也源於相信生命本身的意願，相信創造世界並賦予你生命和意識的智慧，不論你如何稱呼他。恐懼是我們用以維持自我所建構出的自我感覺，人們用自我這個概念為出發點，建構他們的人生。如果我們相信比自己強大許多的東西，如果我們敞開心扉，對我們是誰有更開闊的理解，如果我們能拋開那個獨立且永恆的錯覺，願意體認到我們在這個神祕的人生和宇宙中的位置，那會是什麼情況？在靜觀中，我們可以問自己：「我到底是誰？」這或許是最能展現勇氣和智慧的行動。

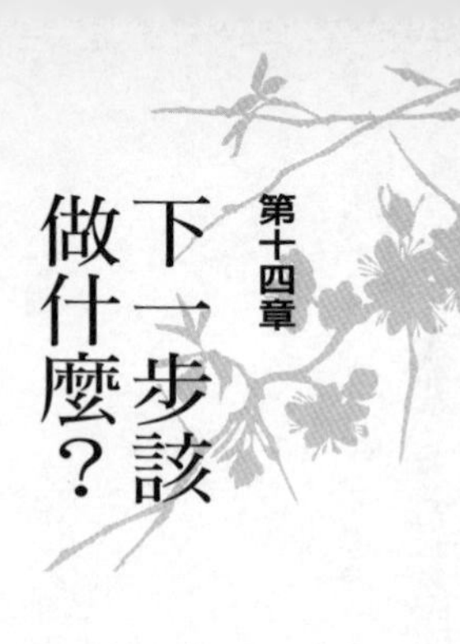

第十四章

下一步該做什麼？

夏日

是誰創造了這個世界？
是誰創造了這隻天鵝，這隻黑熊？
是誰創造了這隻蚱蜢？
這隻蚱蜢，我指的是——
從草叢裡躍出的這隻，
在我手上吃糖的這隻，
下巴前後動而不是上下動的這隻——
用牠大而複雜的雙眼東張西望的這隻，
現在牠抬起蒼白的前臂盡情地洗臉，
現在牠拍打翅膀，飄著離開。
我不確定祈禱是什麼？
但我確實知道怎麼專注，怎麼掉進
草叢，怎麼跪倒在綠野之間，
怎麼停下來領受祝福，怎麼漫步穿過田野，
我早已終日如此。
告訴我，我還有什麼沒做的？

萬物難道不是最後皆不免一死，而且這時刻來得太快？
告訴我，用你一輩子瘋狂而寶貴的生命，
你打算做什麼？
——瑪麗．奧利佛，《新詩選第一冊》（*New and Selected Poems*, vol. 1, 94）

這本書已經接近尾聲，你可能會想，下一步該做什麼呢？我們之前已經談過參加練習團體來幫助你複習學過的技巧，並繼續深化正念練習。下一步該做什麼的問題，不僅適用於你接下來的正念練習，也與身為一個罹癌者的生活息息相關。積極治療要結束時許多人並不覺得好受，你的家人和朋友期待你能回歸之前的生活，但在經過了這個人生重大轉折之後，你或許不覺得這是最好或最健康的選擇。如果你之前的人生就像其他人一樣，忙碌地追求社會認定的成功，那你可能不想回到那個所謂的「正常」狀態。

當然你肯定會懷念從前生活的某些部分，期待重新投入，但你也可能覺得有些東西還是留在過去比較好。如果你最近剛從治療中心出院，或許你會覺得孤單，或者你會感覺遭到之前治療期間的支持團體遺棄。或許你害怕或憂心癌症可能復發，想著能做些什麼以避免，還有你必須要做些什麼以監控病情。我們在上一章討論過，如何用正念練習來幫你面對這些恐懼。這一章我們將討論如何用正念讓每一天過得更有意義，以及如何用正念幫助自己超越罹癌者的經歷和身分，進入更廣闊的世界。

每日正念練習

我們在第四章介紹了正式和非正式正念練習的分別，也在之後的章節陸續介紹各種正式的正念練習方法。現在是時候讓我們開始思考如何用這些方法來影響我們的生活，以及如何持續從中獲益。這就是你的非正式練習：利用之後的人生來練習！我們每天都可以用第六章提過的方法來做小型的靜觀練習，或者只是單純地把正念滲入生活的每一刻，把第三章介紹的喜樂、開放、好奇和專注的態度，更全面地融入日常生活。這個態度的轉變可能是正念練習所賜予最恆久的禮物，將持續對你生活的各個面向產生深遠影響。

本章開頭瑪麗．奧利佛的詩〈夏日〉，就是這個全新路徑的完美範例。詩的內容說到擁抱生活中最簡單的事物，往往能帶給我們最多喜樂，真正用初學者的心態對待生活的每一刻。當然做起來並不是簡單的事，憂心和反覆思考的習慣是很強大的。持續的正念練習有助於強化在日常生活中對當下覺察的能力。你可以借助生活中垂手可得的線索，提醒自己把注意力拉回當下的體驗，而把正念融入生活裡的每一刻。例如，每次電話鈴響時，可以用鈴聲來提醒自己深呼吸，評估身體感受（測量緊張程度），然後準備覺察地和來電者交談。每次開車遇到紅燈，可以用同樣的方法來檢測自己的狀態。你散步的時候如果感覺自己分心了，就停下來把注意力拉回當下。如果你和他人談話時，意識到自己變得沒耐心，想要打斷他人，也用呼吸讓自己安定下來，注意自己身體的反應。

最重要的是讓心留在當下，並小心自己冒出來的批判念頭，告訴你別的地方或別的情況會更好。你並不在其他地方、你並沒有在做其他的事，你就在此時此刻。我們遠離生活，最終要付出代價的還是自己。喬．卡巴金在其中一本書的標題就清楚地指出：「當下，繁花盛開」。這裡的挑戰在於你能否停留在當下，無論愉快與否都完全地覺察你的經驗。我們很喜歡一個說法：「事情就是這樣。」這句話相當淺顯易懂，可是你如果好好想想，你有多常想要把事情變成別的樣子？這樣的企圖讓你受了哪些苦？什麼樣的幻覺取代了事情的原貌？你當然希望能改變人生，讓不愉快的事情越來越少，但在此同時，當你遭遇到逆境的時候，是否可以停留在你所處的情況，以開放的心態接納那一刻，然後從中學習與成長？另一種應對方法是人依舊在那裡，但時刻都帶著悲慘和厭惡的心情。這真的是你的選擇，也是你的機會，去承擔創造這段經驗中你所需承擔的責任。

生活即練習

另一個強化正念的練習方法是將當下的意識和渴望融入生活，並覺察地、全心全意地度過生活每一刻。如果在人生的每一個機遇中你都能提醒自己，你所過的人生是神聖的祝福，是一個奇蹟，那又會如何呢？

每天醒來，你會再次見到陽光而讚歎嗎？如果每天你都能體會人生的每個瞬間都是寶貴、神聖、難得的禮物，帶著這樣的心情過生活又會如何？如果我們在觀察的時候把腳步放得夠慢，放下霸占我們心思的其他事物，認真地欣賞，就會發現周遭事物的美好。如果你能好好感激所擁有的，不去貪戀更多或者奢求其他東西，而不是羨慕其他人的生活卻嫌棄自己的人生，會有什麼樣的感覺？如果每次你遇到一件事或者見到一個人，都能這樣問自己：「我在當下嗎？」，以及「我能如何幫忙？」那又會如何？

練習14．1 生活靜觀

隨著時間推移，觀想並保持對每一刻經驗的完全覺察和由衷感謝，在每天清晨醒來時，伸展筋骨，深呼吸，開始意識你的身體，意識到身體維持生命的能力，對眼睛、耳朵、手、腳趾和身體其他部位表達感恩，對此時此刻以及接下來的每一刻，對能活這一天滿懷感謝，對相遇的每個人，都因看見他／她的良善、美麗和智慧而喜悅，在每個人身上映照出自己而心懷慈悲，讓知覺與美麗神奇的大自然同步，吸氣、吐氣，以探索的雙眼和準備好的心來問候這一天。

癌症之外

我們談過療癒和治癒的區別，無論你自己是罹癌者或是支持者，我們希望透過正念練習的培養，讓你從癌症療癒和復原過程中得到支持。療癒是獨立於治癒之外的，癌症可能還在體內與你共存，或者你仍舊擔心癌症復發；儘管有這些狀況，你還是可以受到療癒。

我們提過有一個長期罹癌者的支持團體，全部人都參加過為期八週的初級培訓課。當我們訪問他們的靜觀經驗，他們表示隨著時間的推移，癌症在他們自我認同裡所占的分量越來越小。他們不再是「癌症病人」、「癌症受害者」或「癌症倖存者」，他們只覺得自己是普通人、靜觀者，或是作家、母親，或其他讓他們投注心力的事物，而不再由癌症經歷來定義自己。對他們當中許多人來說，這是真正的釋懷，之前他們整天想著癌症，閱讀癌症相關訊息，擔心癌症可能復發，想法完全被癌症占據。療癒過程的一部分就是經驗的整合，超越這段癌症經歷，讓他們在身而為人的發展經歷中，其他的元素可以浮現、綻放。

療癒我們的世界：在社區實踐正念

拋開你對癌症經歷和個人煩惱的狹隘關注，讓自己對其他人和他們的需要與渴望發展出覺察。個人福祉和社會福祉緊密而複雜地相連。吉樂・傑克森・米勒（Jill Jackson Miller）和希・米勒（Sy Miller）的著名歌曲《讓世界和平》（*Let There Be Peace on Earth*）歌詞就指出，和平要從我們每個人出發，這是個不証自明的真理。覺察地生活的好處不僅能讓自己受惠，還能造福與你親近的人，甚至整個社會。

要怎麼做呢？課堂上有些學員在學習正念時感到非常興奮，試圖說服他們周遭的人都來靜觀，建議他們讀這本書或那本書，你大概可以想像他們得到的反應。有些人可能比較容易接受，但一般都會表示懷疑；他們可能會覺得又有人遊說他們必須嘗試某樣東西，可能又是一個來得快也去得快的熱潮。有時候人們會用狂熱取代正念的「初衷」，這樣反而會引起別人的抗拒或質疑。

如果你想宣揚正念，最好的方法是覺察地過每天的生活。如果你認真而勤奮，就不可能影響不了你周遭的人。我們常常聽到某對夫妻說，在錯過幾次聚會之後，他們互相提醒要記得回去參加靜觀練習，他們發現自己的另一半跟有參加例行練習的時候比起來比較不開心。想要真正實踐正念，你可以在每天結帳的時候更關注雜貨店的店員，認真聽她講話，友善地回應，而不是一直用手機講電話。小孩無數次忘記做功課時，不要立即發火，認真傾聽孩子的解釋，深思熟慮後才針對具體情況做回應。這並不表示在人生不斷開展的每一刻，我們都能很輕鬆地提醒自己活在當下，但經驗告訴我們，這麼做會得到很棒的結果。把正念限制在靜觀的墊子上沒有多大意義。通過正式的練習，你掌握了正念的基礎，但用正念過生活的精妙之處才是練習的真正果實。

靜觀練習14．2的目的，就是用來強化你運用正念的可能性，讓你記得將覺察的意識用在每天與人的互動中。這跟「讓愛傳出去」的概念很像，你做好事或者幫助某個人，只是因為你能那樣做，影響其他人也想為別人做同樣的事。所以就結果而言，帶有誠摯的關懷目的和行動，不僅是為自己也為每一個人謀福利，你將帶頭啟動一連串的善舉。

練習14．2 療癒靜觀

花一點時間，找個舒適的地方，在你能輕鬆呼吸並維持端正坐姿的位子上坐下。當你開始隨著呼吸節奏安定下來，花一點時間檢視你的身體、想法和心靈，注意自己今天的狀態，接受你自己的發現，不要批評自己的想法，或者希望事情會有所不同。花幾分鐘讓你的呼吸變得平穩，注意力集中到心的中心點，胸腔的中間。

現在從心的中心吸氣和吐氣，只要注意那裡有沒有任何感覺：溫暖、擴張，或者什麼都沒有，接受當下所有事，想像把氣息吸到身體的這個部位，就像把生命吹進一個小氣泡，並隨著每次呼吸擴張，伴隨著靜觀，想像這個氣泡充滿慈愛和善良的心意，隨著呼吸擴張到超出身體而進入世界，在吐氣時，先向自己傳達療癒和幸福的祝願，或許在每個療癒的氣息中加入一句話，例如，願我獲得療癒，願我圓滿，也可以加上療癒和慈愛的話語，例如，願我一切安好，願我分享幸福，這樣繼續幾分鐘。

在適當時候，將療癒的祝願擴展到自己以外，涵蓋生活上和你親近的人，向他們傳達這些心願，願你獲得療癒，願你圓滿，願你免於衝突和掙扎，在誠摯為他人祝福時，注意自己身體的感覺如何，在心的位置，認識到不管人們外在行為表現出什麼樣子，所有人都在受苦，並且和你一樣，所有人也都希望在生活裡獲得幸福和療癒，體認到這個普世痛苦，繼續向外傳遞療癒與和平的祝福，讓祝福超越你的朋友、家人、熟人，到陌生人，甚至在街上與你錯身而過的身影。

最後，想像這個慈悲的泡泡變得越來越大，穿過陸地和海洋到世界的其他地方，到那些你從未見過的人們，那些極需和平、療癒以及和好的人們那裡，隨著每次吸氣和吐氣，重複這些話語，願你獲得療癒、願你平安，願你平靜。

繼續練習幾分鐘，當你準備好時，睜開眼睛回到房間，感受在身體和心裡可能有的溫暖感覺，看你是否能把這個感覺帶進世界之中，將療癒、和平和幸福擴散到你每天生活裡遇到的人，認識到所有生命或許都以你可能不知道，或你也曾經歷過的方式承受磨難，然後思考你要如何把這樣的意識化為善意、慈悲或慷慨的行動，幫助其他人；儘管大家處境不盡相同，體認並彰顯你遇到的每個人，都和你同樣渴望健康與幸福。

結語

我們希望這本書對你有幫助，協助你發掘並調整內在的療癒能力。我們在書中納入一些在未來幾年內你可以善加利用的具體練習，也希望你可繼續學習並實踐靜觀、正念、瑜伽和身心醫學等不同領域。我們希望你繼續用初學者的心態面對這個世界，繼續發現可能的新風貌。我們一起共同努力。總之，願你們一切安好，願你們快樂，願你們圓滿，願你們受到療癒。用一位我們小組成員的話來總結：

癌症可以讓一個人變得刻薄，也可以讓人變得有智慧。我並不想得癌症，但是它卻為我的人生貢獻良多。

參考書目

Reading List

MEDITATION INSTRUCTION

Books

Brantley, M., and T. Hanauer. 2008. *The Gift of Loving-Kindness: 100 Mindful Practices for Compassion, Generosity, and Forgiveness*. Oakland, CA: New Harbinger Publications.

Levey, J., and M. Levey. 1999. *Simple Meditation and Relaxation*. Berkeley, CA: Conari Press.

Levine, S. 1991. *Guided Meditations, Explorations, and Healings*. New York: Anchor Books.

Mipham, S. 2003. *Turning the Mind into an Ally*. New York: Riverhead Books.

Muller, W. 2000. *Sabbath: Finding Rest, Renewal, and Delight in Our Busy Lives*. New York: Bantam Books.

Smith, J. 1998. *Breath Sweeps Mind: A First Guide to Meditation Practice*. New York: Riverhead Books.

Yongey Mingyur Rinpoche. 2007. *The Joy of Living: Unlocking the Secret and Science of Happiness*. New York: Harmony Books.

Audio

Bodian, S. 2006. *Meditation for Dummies.* 2nd ed. Book and CD-ROM. Hoboken, NJ: Wiley Publishing.

Kabat-Zinn, J. 2002. *Guided Mindfulness Meditation.* Series 1. Four audio CDs. Stress Reduction CDs. www.mindfulnesscds.com.

———. 2002. *Guided Mindfulness Meditation.* Series 2. Four audio CDs. Stress Reduction CDs. www.mindfulnesscds.com.

———. 2005. *Guided Mindfulness Meditation.* Series 3. Four audio CDs. Saratoga Springs, NY: Galileo Multimedia. www.mindfulnesscds.com.

Salzberg, S., and J. Goldstein. 2002. *Insight Meditation.* Book and CD-ROM. Boulder, CO: Sounds True.

Weil, A., and J. Kabat-Zinn. 2001. *Meditation for Optimum Health: How to Use Mindfulness and Breathing to Heal Your Body and Refresh Your Mind.* Two audio CDs. Boulder, CO: Sounds True.

INSPIRATIONAL BOOKS ON MEDITATION

Kabat-Zinn, J. 1994; revised 2005. *Wherever You Go, There You Are: Mindfulness Meditation in Everyday Life.* New York: Hyperion.

Tolle, E. 1999. *The Power of Now: A Guide to Spiritual Enlightenment.* Novato, CA: New World Library.

———. 2003. *Stillness Speaks.* Novato, CA: New World Library; Vancouver, BC: Namaste Publishing.

MIND-BODY HEALTH

Borysenko, J. 2007. *Minding the Body, Mending the Mind.* With Larry Rothstein. Cambridge, MA: Da Capo Press.

Brantley, J. 2007. *Calming Your Anxious Mind: How Mindfulness and Compassion Can Free You from Anxiety, Fear, and Panic.* 2nd ed. Oakland, CA: New Harbinger Publications.

Davis, M., E. Robbins Eshelman, and M. McKay. 2008. *The Relaxation and Stress Reduction Workbook.* 6th ed. Oakland, CA: New Harbinger Publications.

Gardner-Nix, J. 2009. *The Mindfulness Solution to Pain: Step-by-Step Techniques for Chronic Pain Management.* With L. Costin-Hall. Oakland, CA: New Harbinger Publications.

Kabat-Zinn, J. 1990. *Full Catastrophe Living: Using the Wisdom of Your Body and Mind to Face Stress, Pain, and Illness.* New York: Delacorte Press.

———. 2005. *Coming to Our Senses: Healing Ourselves and the World Through Mindfulness.* New York: Hyperion.

Khalsa, D. S., and C. Stauth. 2002. *Meditation as Medicine: Activate the Power of Your Natural Healing Force.* New York: Fireside Books.

Martin, P. 1999. *The Healing Mind: The Vital Links Between Brain and Behavior, Immunity and Disease.* New York: St. Martin's Press.

Santorelli, S. 1999. *Heal Thy Self: Lessons on Mindfulness in Medicine.* New York: Bell Tower.

Thondup, T. 1998. *The Healing Power of the Mind: Simple Meditation Exercises for Health, Well-Being, and Enlightenment.* Boston: Shambhala Publications.

Williams, M., J. Teasdale, Z. Segal, and J. Kabat-Zinn. 2007. *The Mindful Way Through Depression: Freeing Yourself from Chronic Unhappiness.* New York: Guilford Press.

BUDDHIST

Bhante Henepola Gunaratana. 2002. *Mindfulness in Plain English*. Updated and expanded edition. Somerville, MA: Wisdom Publications.

Chodron, T. 2007. *Guided Meditation on the Stages of the Path*. Ithaca, NY: Snow Lion Publications.

Ferguson, G. 2009. *Natural Wakefulness: Discovering the Wisdom We Were Born With*. New York: Shambhala Publications.

Goldstein, J. 2003. *One Dharma: The Emerging Western Buddhism*. San Francisco: HarperSanFrancisco.

Kornfield, J. 1993. *A Path with Heart: A Guide Through the Perils and Promises of Spiritual Life*. New York: Bantam Books.

———. 2001. *After the Ecstasy, the Laundry: How the Heart Grows Wise on the Spiritual Path*. New York: Bantam Books.

Rosenberg, L. 1998. *Breath by Breath: The Liberating Practice of Insight Meditation*. With David Guy. Boston: Shambhala Publications.

Salzberg, S. 1995. *Lovingkindness: The Revolutionary Art of Happiness*. Boston: Shambhala Publications.

———. 1997. *A Heart as Wide as the World: Stories on the Path of Lovingkindness*. Boston: Shambhala Publications.

Thich Nhat Hanh. 1992. *Peace Is in Every Step: The Path of Mindfulness in Everyday Life*. New York: Bantam Books.

———. 2009. *You Are Here: Discovering the Magic of the Present Moment*. Boston: Shambhala Publications.

FAITH-GUIDED APPROACHES

Jewish

Lew, A. 2005. *Be Still and Get Going: A Jewish Meditation Practice for Real Life*. New York: Little, Brown, and Company.

Christian

Keating, T. 2006. *Open Mind, Open Heart: The Contemplative Dimension of the Gospel.* 20th anniversary ed. New York: Continuum International.

Merton, T. 2005. *No Man Is an Island.* Boston: Shambhala Publications.

Sufism

Azeemi, K. S. 2005. *Muraqaba: The Art and Science of Sufi Meditation.* Trans. S. S. Reaz. Houston, TX: Plato Publishing.

Rumi. 2004. *The Essential Rumi.* New expanded ed. Trans. C. Barks. With J. Moyne. San Francisco: HarperOne.

VISUALIZATION AND IMAGERY

Achterberg, J., B. Dossey, and L. Kolkmeier. 1994. *Rituals of Healing: Using Imagery for Health and Wellness.* New York: Bantam Books.

Naparstek, B. 1995. *Staying Well With Guided Imagery: How to Harness the Power of Your Imagination for Health and Healing.* New York: Warner Books.

Ornstein, R., and D. Sobel. 1999. *The Healing Brain: Breakthrough Discoveries About How the Brain Keeps Us Healthy.* Cambridge, MA: Malor Books.

YOGA AND STRETCHING

Books

Anderson, B. 2000. *Stretching.* 20th anniversary ed. Bolinas, CA: Shelter Publications.

Boccio, F. J. 2004. *Mindfulness Yoga: The Awakened Union of Breath, Body, and Mind.* Somerville, MA: Wisdom Publications.

Carrico, M. 1997. *Yoga Journal's Yoga Basics: The Essential Beginner's Guide to Yoga for a Lifetime of Health and Fitness*. New York: Henry Holt and Company.

Christensen, A. 1999. *American Yoga Association's Easy Does It Yoga: The Safe and Gentle Way to Health and Well-Being*. New York: Fireside.

Devi, N. J. 2000. *The Healing Path of Yoga: Time-Honored Wisdom and Scientifically Proven Methods that Alleviate Stress, Open Your Heart, and Enrich Your Life*. New York: Three Rivers Press.

Farhi, D. 1996. *The Breathing Book: Good Health and Vitality Through Essential Breath Work*. New York: Henry Holt and Company.

———. 2005. *Bringing Yoga to Life: The Everyday Practice of Enlightened Living*. San Francisco: HarperSanFrancisco.

Faulds, R. 2005. *Kripalu Yoga: A Guide to Practice On and Off the Mat*. New York: Bantam Books.

Feuerstein, G., and S. Bodian. 1993. *Living Yoga: A Comprehensive Guide for Daily Life*. New York: Putnam.

Holtby, L. 2004. *Healing Yoga for People Living with Cancer*. Lanham, MD: Taylor Trade Publishing.

Iyengar, B. K. S. 1995. *Light on Yoga*. Rev. ed. New York: Schocken Books.

Video

Grilley, P. 2005. *Yin Yoga: The Foundations of a Quiet Practice—With Paul Grilley*. DVD. San Francisco: Pranamaya. www.pranamaya.com.

Kabat-Zinn, J. 2010. *The World of Relaxation: A Guided Mindfulness Meditation Practice for Healing in the Hospital and/or at Home*. DVD. www.betterlisten.com.

Powers, S. 2005. *Insight Yoga with Sarah Powers*. Two DVDs. San Francisco: Pranamaya. www.pranamaya.com.

WEBSITES

Healing and Cancer is a Canadian website with varied resources for healing and cancer, at www.healingandcancer.org.

Anticancer is David Servan-Schreiber's website, based on his book *Anticancer: A New Way of Life*, at www.anticancerways.com.

Learning Meditation is a website featuring free, downloadable short audio and text meditations, at www.learningmeditation.com/room.htm.

References

Carey, M. P., and T. G. Burish. 1987. Providing relaxation training to cancer chemotherapy patients: A comparison of three delivery techniques. *Journal of Consulting and Clinical Psychology* 55 (5):732–37.

Carlson, L. E., and S. N. Garland. 2005. Impact of mindfulness-based stress reduction (MBSR) on sleep, mood, stress, and fatigue symptoms in cancer outpatients. *International Journal of Behavioral Medicine* 12 (4):278–85.

Carlson, L. E., M. Speca, P. Faris, and K. D. Patel. 2007. One-year pre-post intervention follow-up of psychological, immune, endocrine, and blood pressure outcomes of mindfulness-based stress reduction (MBSR) in breast and prostate cancer outpatients. *Brain, Behavior, and Immunity* 8:1038–49.

Carlson, L. E., M. Speca, K. D. Patel, and E. Goodey. 2003. Mindfulness-based stress reduction in relation to quality of life, mood, symptoms of stress, and immune parameters in breast and prostate cancer outpatients. *Psychosomatic Medicine* 65 (4):571–81.

———. 2004. Mindfulness-based stress reduction in relation to quality of life, mood, symptoms of stress and levels of cortisol, dehydroepiandrosterone sulfate (DHEAS), and melatonin in breast and prostate cancer outpatients. *Psychoneuroendocrinology* 29 (4):448–74.

Carlson, L. E., Z. Ursuliak, E. Goodey, M. Angen, and M. Speca. 2001. The effects of a mindfulness meditation–based stress reduction program on mood and symptoms of stress in cancer outpatients: Six-month follow-up. *Supportive Care in Cancer* 9 (2):112–23.

Cohen, S. 2005. Keynote presentation at the Eighth International Congress of Behavioral Medicine: The Pittsburgh common cold studies—Psychosocial predictors of susceptibility to respiratory infectious illness. *International Journal of Behavioral Medicine* 12 (3):123–31.

Feuerstein, G. 2000. *The Shambhala Encyclopedia of Yoga*. Boston: Shambhala Publications.

Garssen, B. 2004. Psychological factors and cancer development: Evidence after 30 years of research. *Clinical Psychology Review* 24 (3):315–38.

Greer, S., T. Morris, and K. W. Pettingale. 1979. Psychological response to breast cancer: Effect on outcome. *Lancet* 2 (8146):785–87.

Joyce, J. 2000 (1914). A painful case. In *Dubliners*, 103–14. London: Penguin.

Kabat-Zinn, J. 1990. *Full Catastrophe Living: Using the Wisdom of Your Body and Mind to Face Stress, Pain, and Illness*. New York: Delacorte Press.

Kabat-Zinn, J. 1994. *Wherever You Go, There You Are: Mindfulness Meditation in Everyday Life*. New York: Hyperion.

Kabat-Zinn, J., L. Lipworth, and R. Burney. 1985. The clinical use of mindfulness meditation for the self-regulation of chronic pain. *Journal of Behavioral Medicine* 8 (2):163–90.

Kabat-Zinn, J., L. Lipworth, R. Burney, and W. Sellers. 1986. Four-year follow-up of a meditation-based program for the self-regulation of chronic pain: Treatment outcomes and compliance. *Clinical Journal of Pain* 2 (3):159–73.

Maunsell, E., J. Brisson, and L. Deschênes. 1995. Social support and survival among women with breast cancer. *Cancer* 76 (4):631–37.

Pearce, J. C. 1974. *Exploring the Crack in the Cosmic Egg: Split Minds and Meta-Realities*. 2nd ed. New York: Julian Press.

Salzberg, S. 2008. Metta: The practice of compassion. In *Quiet Mind: A Beginner's Guide to Meditation*, ed. S. Piver, 53. Boston: Shambhala Publications.

Savard, J., and C. M. Morin. 2001. Insomnia in the context of cancer: A review of a neglected problem. *Journal of Clinical Oncology* 19 (3):895–908.

Shapiro, Jr., D. H. 1992. Adverse effects of meditation: A preliminary investigation of long-term meditators. *International Journal of Psychosomatics* 39 (1–4):62–67.

Shapiro, S. L., L. E. Carlson, J. A. Astin, and B. Freedman. 2006. Mechanisms of mindfulness. *Journal of Clinical Psychology* 62 (3):373–86.

Sloman, R. 1995. Relaxation and the relief of cancer pain. *Nursing Clinics of North America* 30 (4):697–709.

Speca, M., L. E. Carlson, E. Goodey, and M. Angen. 2000. A randomized, wait-list controlled clinical trial: The effect of a mindfulness meditation–based stress reduction program on mood and symptoms of stress in cancer outpatients. *Psychosomatic Medicine* 62 (5):613–22.

Mackenzie, M. J., L. E. Carlson, M. Munoz, and M. Speca. 2007. A qualitative study of self-perceived effects of mindfulness-based stress reduction (MBSR) in a psychosocial oncology setting. *Stress and Health* 23 (1):59–69.

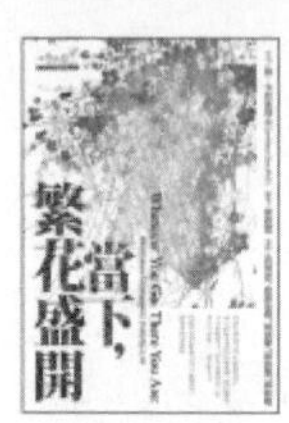

當下，繁花盛開

作者—喬・卡巴金
譯者—雷叔雲　定價—300元

心性習於自動運作，常忽略要貞切地去生活、成長、感受、去愛、學習。本書標出每個人生命中培育正念的簡要路徑，對想重拾生命瞬息豐盛的人士，深具參考價值。

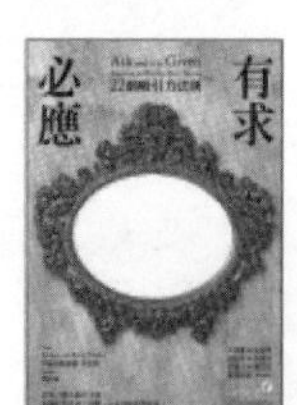

有求必應

【22個吸引力法則】

作者—伊絲特與傑瑞・希克斯夫婦
譯者—鄧伯宸　定價—320元

想要如願以償的人生，關鍵就在於專注所願。本書將喚醒你當下所具備的強大能量，並帶領讀者：把自己的頻道調和到一心所求之處；善用吸引力心法，讓你成爲自己人生的創造者。

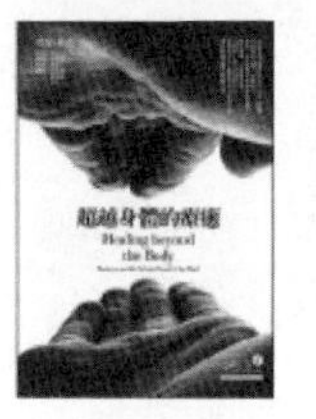

超越身體的療癒

作者—勞瑞・杜西
譯者—吳佳綺　定價—380元

意義如何影響心靈與健康？心識是否能超越大腦、時間與空間的限制，獨立運作？勞瑞・杜西醫師以實例與研究報告，爲科學與靈性的對話打開一扇窗。

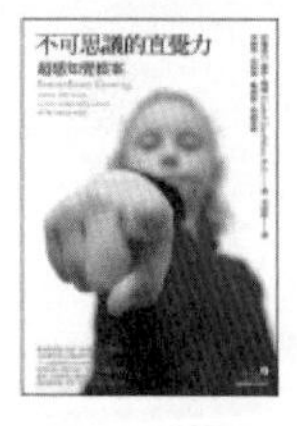

不可思議的直覺力

【超感知覺檔案】

作者—伊麗莎白・羅伊・梅爾
譯者—李淑珺　定價—400元

知名精神分析師梅爾博士，耗費14年探究超感官知覺（ESP），從佛洛伊德有關心電感應的著作，到中情局關於遙視現象的祕密實驗。作者向我們揭露了一個豐富、奇幻的世界。

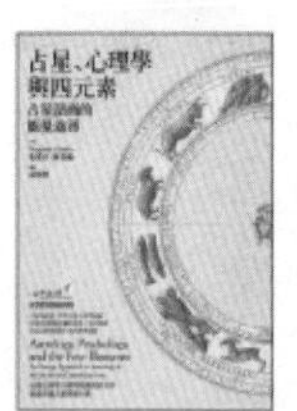

占星、心理學與四元素

【占星諮商的能量途徑】

作者—史蒂芬・阿若優
譯者—胡因夢　定價—260元

當代美國心理占星學大師阿若優劃時代的著作！本書第一部分以嶄新形式詮釋占星與心理學。第二部分透過風、火、水、土四元素的能量途徑，來探索本命盤所呈現的素樸秩序。

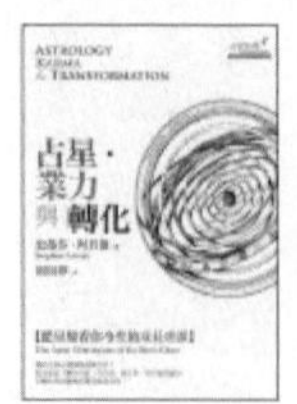

占星・業力與轉化

【從星盤看你今生的成長功課】

作者—史蒂芬・阿若優
譯者—胡因夢　定價—480元

富有洞見而又深具原創性的本書結合了人本占星學、榮格心理學及東方哲學，能幫助我們運用占星學來達成靈性與心理上的成長。凡是對自我認識與靈性議題有興趣的讀者，一定能從本書中獲得中肯的觀察。

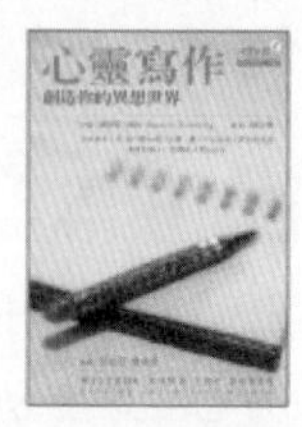

心靈寫作

【創造你的異想世界】

作者—娜妲莉・高柏
譯者—韓良憶　定價—300元

在紙與筆之間，寫作猶如修行坐禪
讓心中的迴旋之歌自然流唱
尋獲馴服自己與釋放心靈的方法

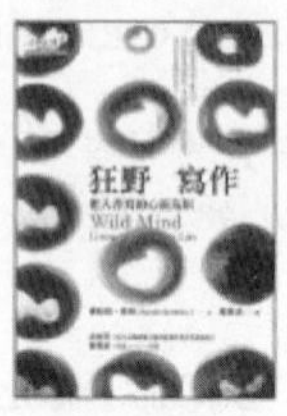

狂野寫作

【進入書寫的心靈荒原】

作者—娜妲莉・高柏
譯者—詹美涓　定價—300元

寫作練習可以帶你回到心靈的荒野，看見內在廣闊的蒼穹。撞見荒野心靈、與自己相遇，會讓我們看到眞正的自己，意識與心靈不再各行其是，將要成爲完整的個體。

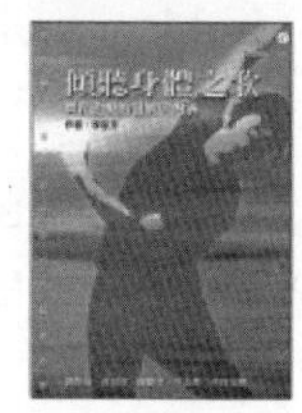

傾聽身體之歌

【舞蹈治療的發展與內涵】

作者—李宗芹　定價—280元

全書從舞蹈治療的發展緣起開始，進而介紹各種不同的治療取向，再到臨床治療實務運作方法，是國內第一本最完整的舞蹈治療權威書籍。

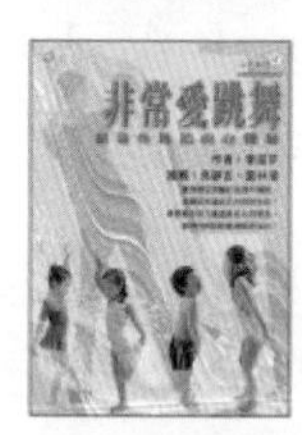

非常愛跳舞

【創造性舞蹈的新體驗】

作者—李宗芹　定價—220元

讓身體從累贅的衣服中解脫，用舞蹈表達自己內在的生命，身體動作的力量遠勝於人的意念，創造性舞蹈的精神即是如此。

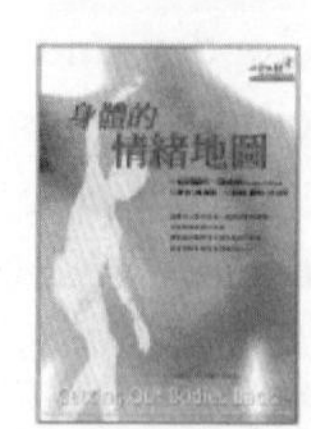

身體的情緒地圖

作者—克莉絲汀・寇威爾
譯者—廖和敏　定價—240元

身體是心靈的鑰匙，找回身體的感覺，就能解開情緒的枷鎖，釋放情感，重新尋回健康自在。作者是資深舞蹈治療師，自1976年來，運用獨創的「動態之輪」，治癒了無數身陷情緒泥淖的人。

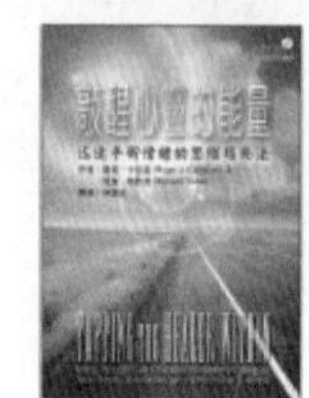

敲醒心靈的能量

【迅速平衡情緒的思維場療法】

作者—羅傑・卡拉漢、理查・特魯波
譯者—林國光　定價—320元

在全世界，思維場療法已經證明對75%至80%的病人的身心產生恆久的療效，成功率是傳統心理治療方法的許多倍。透過本書，希望讀者也能迅速改善情緒，過著更平衡的人生。

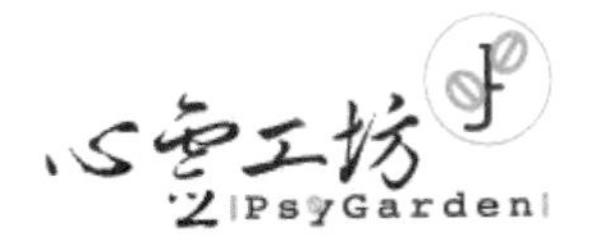

探索身體，追求智性，呼喊靈性，
攀向更高遠的意義與價值
是幸福，是恩典，更是內在心靈的基本需求，
企求穿越回歸眞我的旅程

Holistic

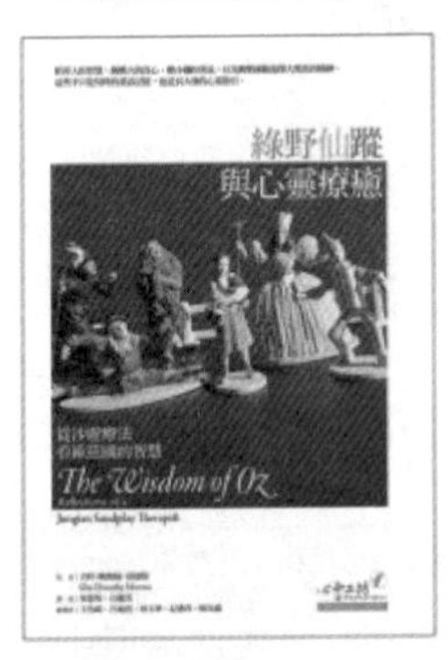

綠野仙蹤與心靈療癒
【從沙遊療法看歐茲國的智慧】
作者—吉妲．桃樂絲．莫瑞那
譯者—朱惠英、江麗美　定價—280元

心理治療師吉妲．桃樂絲．莫瑞那從童話故事《綠野仙蹤》中的隱喻出發，藉由故事及角色原型，深入探索通往人們心理的療癒之路。本書作者莫瑞那是《綠野仙蹤》原作者李曼．法蘭克．包姆的曾孫女，她爲紀念曾祖父贈與這世界的文學大禮，特地於此書中詳載《綠野仙蹤》的創作背景、家族故事及影響。

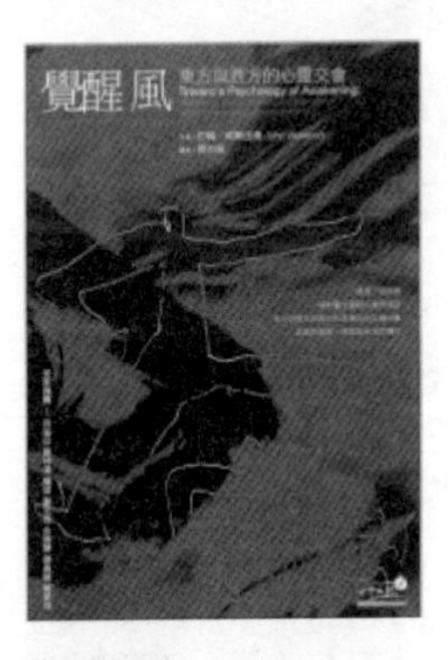

覺醒風
【東方與西方的心靈交會】
作者—約翰．威爾伍德
譯者—鄧伯宸　定價—450元

東方的禪修傳統要如何與西方的心理治療共冶一爐，帶來新的覺醒？資深心理治療師約翰．威爾伍德提供了獨到的見解，同時解答了下列問題：東方的靈性修行在心理健康方面，能夠帶給人什麼樣的啓發？追求靈性的了悟對個人的自我會帶來什麼挑戰，並因而產生哪些問題？人際關係、親密關係、愛與情欲如何成爲人的轉化之鑰？

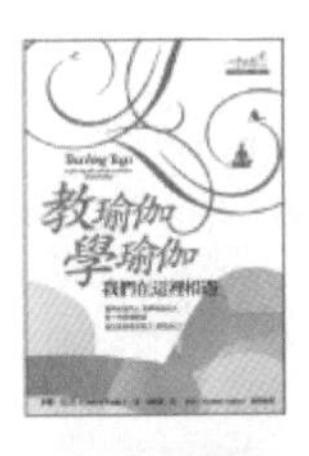

教瑜伽．學瑜伽
【我們在這裡相遇】
作者—多娜．法喜
譯者—余麗娜　定價—250元

本書作者是當今最受歡迎的瑜伽老師之一，她以二十五年教學經驗，告訴你如何找對老師，如何當個好老師，如何讓瑜伽成爲幫助生命轉化的練習。

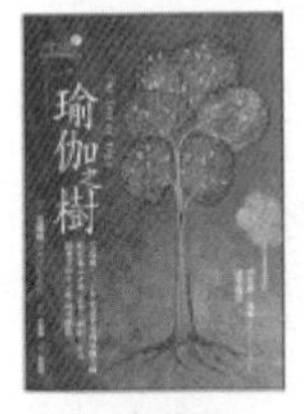

瑜伽之樹
作者—艾揚格
譯者—余麗娜　定價—250元

艾揚格是當代重量級的瑜伽大師，全球弟子無數。本書是他在歐洲各國的演講結集，從瑜伽在日常生活中的實際運用，到對應身心靈的哲理沉思，向世人傳授這門學問的全貌及精華。

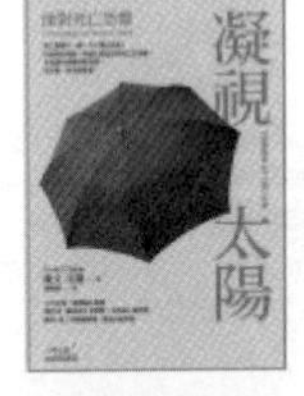

凝視太陽
【面對死亡恐懼】
作者—歐文．亞隆
譯者—廖婉如　定價—320元

你曾面對過死亡嗎？你是害怕死亡，還是怨恨沒有好好活著？請跟著當代存在精神醫學大師歐文?亞隆，一同探索關於死亡的各種疑問，及其伴隨的存在焦慮。

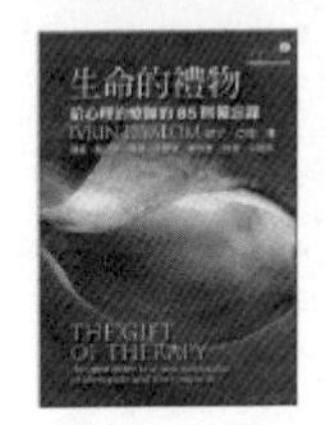

生命的禮物
【給心理治療師的85則備忘錄】
作者—歐文．亞隆
譯者—易之新　定價—350元

當代造詣最深的心理治療思想家亞隆認爲治療是生命的禮物。他喜歡把自己和病人看成「旅程中的同伴」，要攜手體驗愉快的人生，也要經驗人生的黑暗，才能找到心靈回家之路。

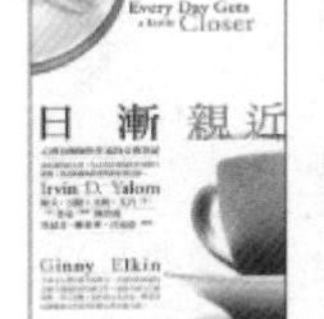

日漸親近
【心理治療師與作家的交流筆記】
作者—歐文．亞隆、金妮．艾肯
審閱—陳登義　譯者—魯宓　定價—320元

本書是心理治療大師歐文．亞隆與他的個案金妮共同創作的治療文學，過程中兩人互相瞭解、深入探觸，彼此的坦承交流，構築出這部難能可貴的書信體心理治療小說。

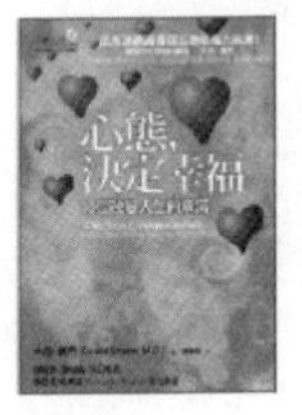

心態決定幸福
【10個改變人生的承諾】
作者—大衛．賽門
譯者—譚家瑜　定價—250元

「改變」爲何如此艱難？賽門直指核心地闡明人有「選擇」的能力，當你承認你的「現實」是某種選擇性的觀察、解讀、認知行爲製造的產物，便有機會意志清醒地開創自己的人生。

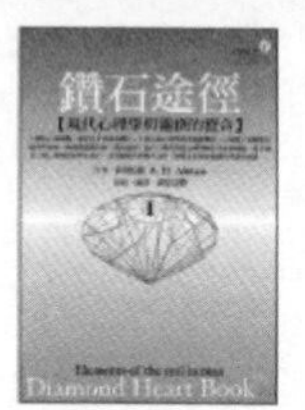

鑽石途徑 I
【現代心理學與靈修的整合】

作者—阿瑪斯
策劃、翻譯—胡因夢　定價—350元

阿瑪斯發展出的「鑽石途徑」結合了現代深度心理學與古代靈修傳統，幾乎涵蓋人類心靈發展的所有面向。這個劃時代的整合途徑，將帶來有別於傳統的啓蒙和洞識。

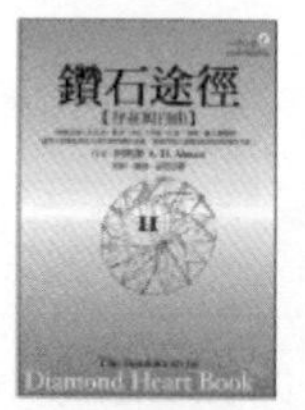

鑽石途徑 II
【存在與自由】

作者—阿瑪斯　翻譯—胡因夢　定價—280元

開悟需要七大元素——能量、決心、喜悅、仁慈、祥和、融入和覺醒。這些元素最後會結合成所謂的鑽石意識，使我們的心靈散發出閃亮剔透的光彩！

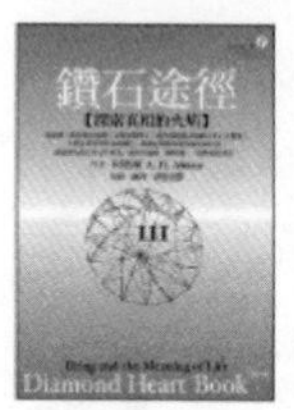

鑽石途徑 III
【探索眞相的火焰】

作者—阿瑪斯　譯者—胡因夢　定價—260元

你是誰？爲什麼在這裡？又將往哪裡去？這些問題像火焰般在你心中燃燒，不要急著用答案來熄滅它，就讓它燒掉你所有既定的信念，讓這團火焰在你心中深化；讓存在變成一個問號，一股熱切的渴望。

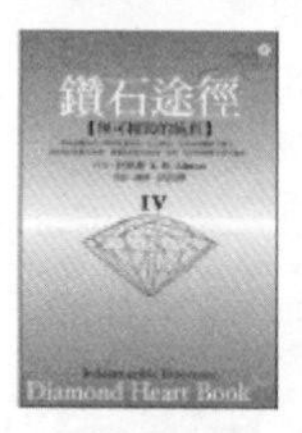

鑽石途徑 IV
【無可摧毀的純眞】

作者—阿瑪斯　譯者—胡因夢　定價—420元

在本系列最深入的《鑽石途徑IV》中，阿瑪斯提出個人本體性當在剝除防衛、脫離表相、消除疆界後，進入合一之境，回歸處子的純眞狀態，讓知覺常保煥然一新，在光輝熠熠的實相中，看見鮮活美好的世界。

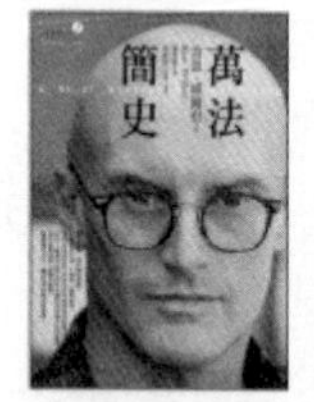

萬法簡史
作者—肯恩．威爾伯
譯者—廖世德　定價—520元

這本書要說的是——世界上每一種文化都是重要的部分眞理，若能把這些部分眞理拼接成繁美的織錦，便可幫助你我找出自己尙未具備的能力，並將這份潛能轉譯成高效能的商業、政治、醫學、教育、靈性等活力。

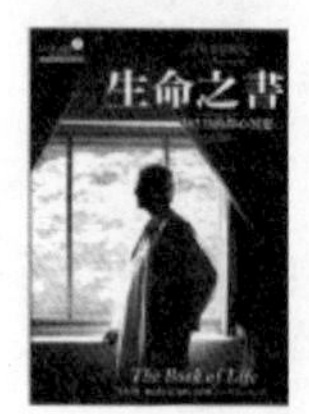

生命之書
【365日的靜心冥想】

作者—克里希那穆提
譯者—胡因夢　定價—400元

你可曾安靜地坐著，既不專注於任何事物，也不費力地集中注意力？若是以這種方式輕鬆自在地傾聽，你就會發現心在不強求的情況下產生了驚人的轉變。

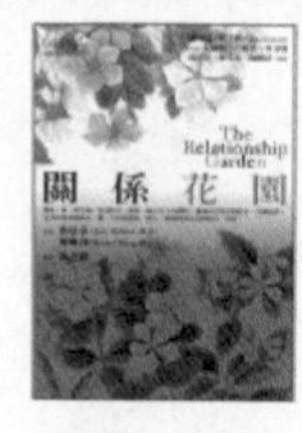

關係花園
作者—麥基卓、黃煥祥
譯者—易之新　定價—300元

關係，像一座花園，需要除草、灌溉、細心長久的照料。健康的花園充滿能量，生機盎然，完美的親密關係也一樣，可以滋養每一個人，讓彼此都有空間成長、茁莊。

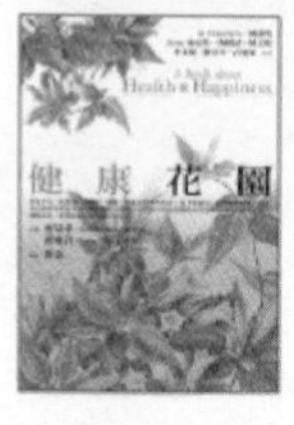

健康花園
作者—麥基卓、黃煥祥
譯者—魯宓　定價—240元

你是否覺得自己孤單、憂鬱、不滿足與無所依靠？爲了想讓自己過得健康快樂，你也許已經向外嘗試不同的解決之道。但是，其實不需要改變外在世界就可以活得更健康，關鍵在於，你要能夠改變內在的你。

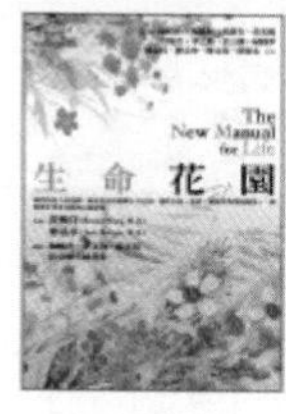

生命花園
作者—黃煥祥、麥基卓
譯者—陶曉清、李文瑗、殷正洋、張亞輝
姚黛瑋
定價—450元

我們每一個人的功課，就是要去找到屬於自己的，通往自由、負責、健康與快樂的路徑，一個能眞正滋養自我的心靈花園。

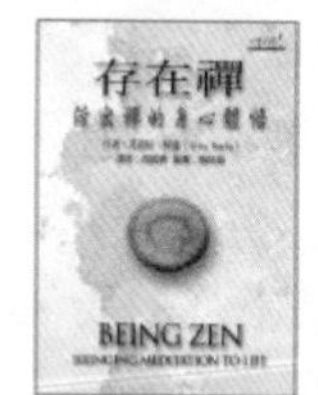

存在禪
【活出禪的身心體悟】

作者—艾茲拉．貝達
譯者—胡因夢　定價—250元

我們需要一種清晰明確的實修方式，幫助我們在眞實生命經驗中體證自己的身心。本書將引領你進入開闊的自性，體悟心中本有的祥和及解脫。

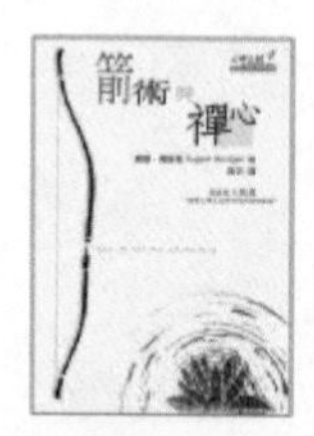

箭術與禪心
作者—奧根．海瑞格
譯者—魯宓　定價—180元

海瑞格教授爲了追求在哲學中無法得到的生命意義，遠渡重洋來到東方的日本學禪，他將這段透過箭術習禪的曲折學習經驗，生動地記錄下來，篇幅雖短，卻難能可貴地以文字傳達了不可描述的禪悟經驗。

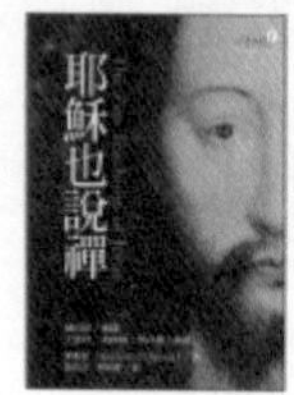

耶穌也說禪
作者—梁兆康
譯者—張欣雲、胡因夢　定價—360元

本書作者試圖以「禪」來重新詮釋耶穌的教誨，在他的筆下，耶穌的日常生活、他所遇到的人以及他與神的關係，都彷彿栩栩如生地呈現在我們的眼前；頓時，福音與耶穌的話語成爲了一件件禪宗公案與思索的主題。

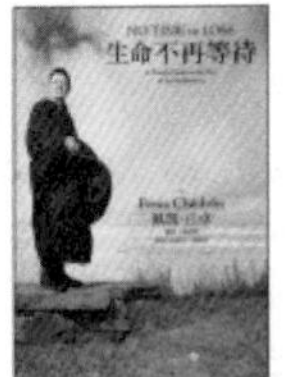

生命不再等待

作者—佩瑪．丘卓　審閱—鄭振煌
譯者—雷叔雲　定價—450元

本書以寂天菩薩所著的《入菩薩行》爲本，配以佩瑪．丘卓既現代又平易近人的文字風格；她引用經典、事例，沖刷掉現代生活的無明與不安；她也另外調製清新的配方，撫平現代人的各種困惑與需求。

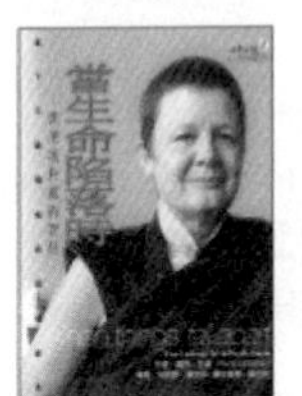

當生命陷落時

【與逆境共處的智慧】

作者—佩瑪．丘卓
譯者—胡因夢、廖世德　定價—200元

生命陷落谷底，如何安頓身心、在逆境中尋得澄淨的智慧？本書是反思生命、當下立斷煩惱的經典作。

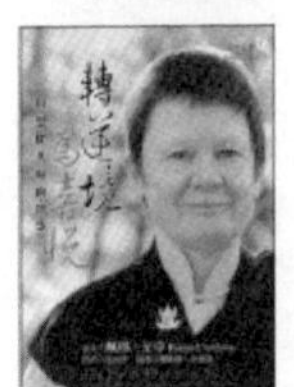

轉逆境爲喜悅

【與恐懼共處的智慧】

作者—佩瑪．丘卓
譯者—胡因夢　定價—230元

以女性特有的敏感度，將易流於籠統生硬的法教，化成了順手拈來的幽默譬喻，及心理動力過程的細膩剖析。她爲人們指出了當下立斷煩惱的中道實相觀，一條不找尋出口的解脫道。

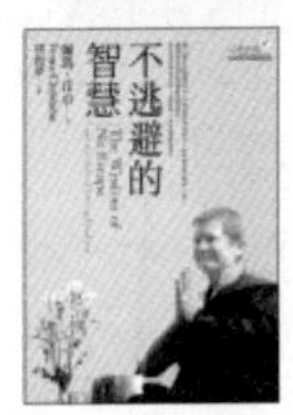

不逃避的智慧

作者—佩瑪．丘卓
譯者—胡因夢　定價—250元

繼《當生命陷落時》、《轉逆境爲喜悅》、《與無常共處》之後，佩瑪再度以珍珠般的晶瑩語句，帶給你清新的勇氣，及超越一切困境的智慧。

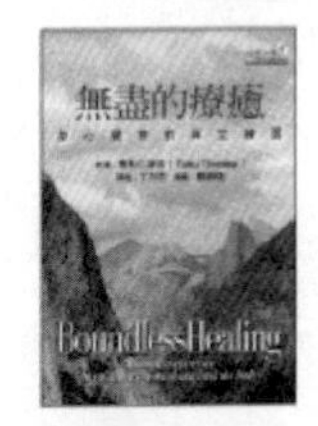

無盡的療癒

【身心覺察的禪定練習】

作者—東杜仁波切
譯者—丁乃竺　定價—300元

繼《心靈神醫》後，作者在此書中再次以身心靈治療爲主、教授藏傳佛教中的禪定及觀想原則；任何人都可藉由此書習得用祥和心修身養性、增進身心健康的方法。

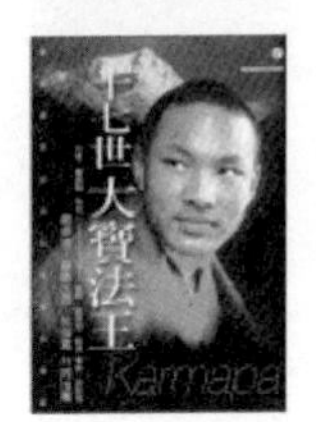

十七世大寶法王

作者—讓保羅．希柏　審閱—鄭振煌、劉俐
譯者—徐筱玥　定價—300元

在達賴喇嘛出走西藏四十年後，年輕的十七世大寶法王到達蘭薩拉去找他，準備要追隨他走上同一條精神大道，以智慧及慈悲來造福所有生靈。

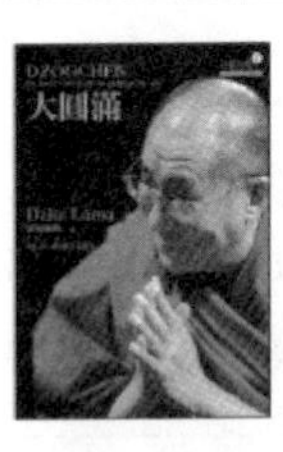

大圓滿

作者—達賴喇嘛
譯者—丁乃竺　定價—320元

「大圓滿」是藏傳佛教中最高及最核心的究竟眞理。而達賴喇嘛則是藏傳佛教的最高領導，一位無與倫比的佛教上師。請看達賴喇嘛如何來詮釋和開示「大圓滿」的精義。

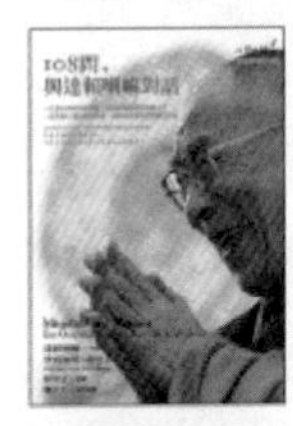

108問，與達賴喇嘛對話

作者—達賴喇嘛
對談人—費莉絲塔．蕭恩邦　定價—240元

作者以深厚的見解，介紹佛教哲理、藏傳佛教的傳承，及其對西方現代世界的重要性，對於關心性靈成長，以及想了解佛教和達賴喇嘛思想精華的讀者，這是一本絕佳的入門好書！

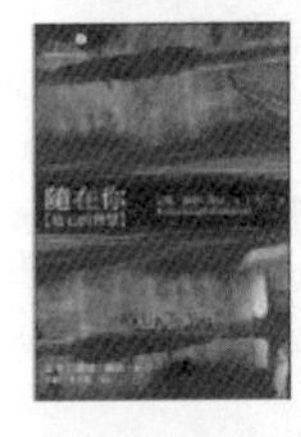

隨在你

作者—吉噶．康楚仁波切
譯者—丁乃竺　定價—240元

心就像一部電影，外在世界的林林總總和紛飛的念頭情緒，都是投射於其上的幻影。如果我們可以像看電影般地看待自己的生命，就可以放鬆心情，欣賞演出，看穿現象的流動本質，讓妄念自然來去。

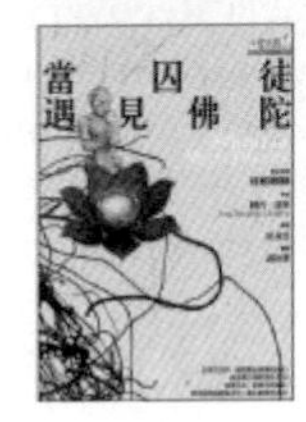

當囚徒遇見佛陀

作者—圖丹．卻准
譯者—雷叔雲　定價—250元

多年來，卻准法師將佛法帶進美國各地重刑監獄。她認爲，佛陀是一流的情緒管理大師，可以幫助我們走出情緒的牢籠。

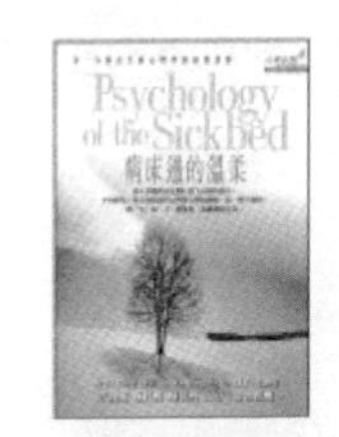

病床邊的溫柔

作者—范丹伯
譯者—石世明　定價—150元

本書捨棄生理或解剖的觀點，從病人受到病痛的打擊，生命必須面臨忽然的改變來談生病的人遭遇到的種種問題，並提出一些訪客箴言。

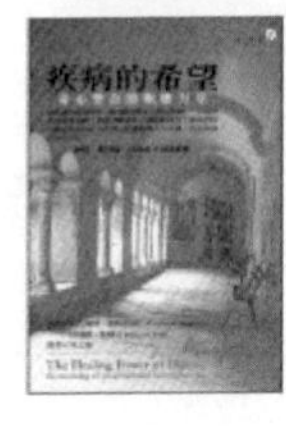

疾病的希望

【身心整合的療癒力量】

作者—托瓦爾特．德特雷福仁、呂迪格．達爾可
譯者—易之新　定價—360元

把疾病當成最親密誠實的朋友，與它對話——因爲身體提供了更廣的視角，讓我們從各種症狀的痛苦中學到自我療癒的人生功課。

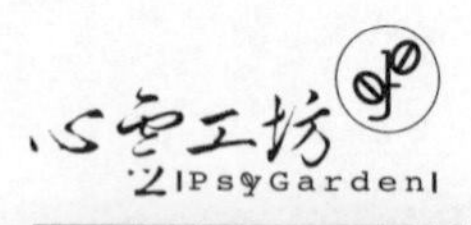

Holistic 089

正念減壓，與癌共處

Mindfulness-Based Cancer Recovery: A Step-by-Step MBSR Approach to Help You Cope with Treatment & Reclaim Your Life

作者——琳達.卡森 (Linda E. Carlson)、麥可.史貝卡 (Michael Speca)

出版者—心靈工坊文化事業股份有限公司
發 行 人－王浩威　總編輯－王桂花　執行編輯－陳乃賢
特約編輯－林香婷、周寧靜　內頁排版－李宜芝　封面設計－林佳瑩（piecefive）
通訊地址—106台北市信義路四段53巷8號2樓
郵政劃撥—19546215　戶名—心靈工坊文化事業股份有限公司
電話—02) 2702-9186　傳真—02) 2702-9286
E-mail—service@psygarden.com.tw　網址—www.psygarden.com.tw

製版・印刷—漾格科技股份有限公司
總經銷—大和書報圖書股份有限公司
電話—02) 8990-2588　傳真—02) 2290-1658
通訊地址—248新北市新莊區五工五路2號（五股工業區）
初版一刷—2014年2月　ISBN—978-986-6112-95-9　定價—380元

國家圖書館出版品預行編目資料

正念減壓，與癌共處 / 琳達.卡森(Linda E. Carlson), 麥可.史貝卡(Michael Speca)著.
-- 初版. -- 臺北市 : 心靈工坊文化, 2014.02
面；　公分
譯自 : Mindfulness-based cancer recovery :
a step-by-step MBSR approach to help you cope with treatment & reclaim your life

ISBN 978-986-6112-95-9(平裝)

1.癌症　2.壓力　3.放鬆治療

417.8　102027580

心靈工坊 PsyGarden 書香家族 讀友卡

感謝您購買心靈工坊的叢書，爲了加強對您的服務，請您詳塡本卡，
直接投入郵筒（免貼郵票）或傳眞，我們會珍視您的意見，
並提供您最新的活動訊息，共同以書會友，追求身心靈的創意與成長。

書系編號－HO089　　書名－正念減壓，與癌共處

姓名　　是否已加入書香家族？ □是 □現在加入

電話（公司）　　（住家）　　手機

E-mail　　生日　年　月　日

地址 □□□

服務機構／就讀學校　　職稱

您的性別—□1.女 □2.男 □3.其他

婚姻狀況—□1.未婚 □2.已婚 □3.離婚 □4.不婚 □5.同志 □6.喪偶 □7.分居

請問您如何得知這本書？

□1.書店 □2.報章雜誌 □3.廣播電視 □4.親友推介 □5.心靈工坊書訊
□6.廣告DM □7.心靈工坊網站 □8.其他網路媒體 □9.其他

您購買本書的方式？

□1.書店 □2.劃撥郵購 □3.團體訂購 □4.網路訂購 □5.其他

您對本書的意見？

封面設計	□ 1.須再改進	□ 2.尚可	□ 3.滿意	□ 4.非常滿意
版面編排	□ 1.須再改進	□ 2.尚可	□ 3.滿意	□ 4.非常滿意
內容	□ 1.須再改進	□ 2.尚可	□ 3.滿意	□ 4.非常滿意
文筆／翻譯	□ 1.須再改進	□ 2.尚可	□ 3.滿意	□ 4.非常滿意
價格	□ 1.須再改進	□ 2.尚可	□ 3.滿意	□ 4.非常滿意

您對我們有何建議？

□ 本人＿＿＿＿＿＿＿＿（請簽名）同意提供真實姓名/E-mail/地址/電話/年齡/等資料，以作為心靈工坊聯絡/寄貨/加入會員/行銷/會員折扣/等用途，詳細內容請參閱：http://shop.psygarden.com.tw/member_register.asp。

廣告回信
台北郵局登記證
台北廣字第1143號
免貼郵票

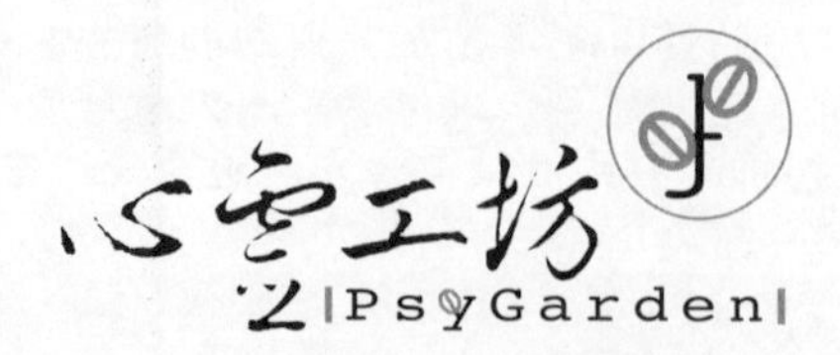

台北市106 信義路四段53巷8號2樓

讀者服務組　收

免　　貼　　郵　　票

(對折線)

加入心靈工坊書香家族會員
共享知識的盛宴，成長的喜悅

請寄回這張回函卡（免貼郵票），
您就成為心靈工坊的書香家族會員，您將可以——

⊙隨時收到新書出版和活動訊息

⊙獲得各項回饋和優惠方案

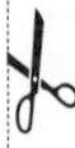